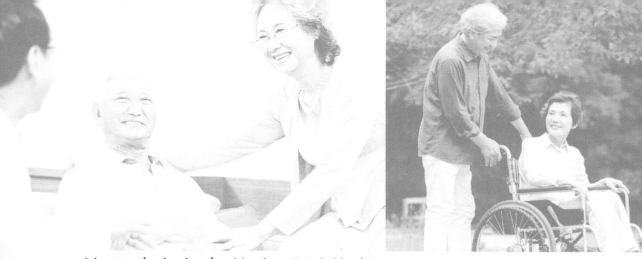

社区（老年）教育系列丛书

老年人常用照护技术

主 编　豆银霞

郑州大学出版社

图书在版编目（CIP）数据

老年人常用照护技术／豆银霞主编. —郑州：郑州大学
出版社，2023.6
（社区（老年）教育系列丛书）
ISBN 978-7-5645-9555-5

Ⅰ.①老⋯　Ⅱ.①豆⋯　Ⅲ.①老年人-护理学-中老
年读物　Ⅳ.①R473.59-49

中国国家版本馆 CIP 数据核字（2023）第 045647 号

老年人常用照护技术
LAONIANREN CHANGYONG ZHAOHU JISHU

选题策划	孙保营　宋妍妍	封面设计	王　微
责任编辑	宋妍妍　乔海萍	版式设计	陈　青
责任校对	吴　静	责任监制	李瑞卿

出版发行	郑州大学出版社	地　　址	郑州市大学路40号（450052）
出 版 人	孙保营	网　　址	http://www.zzup.cn
经　　销	全国新华书店	发行电话	0371-66966070
印　　制	河南美图印刷有限公司		
开　　本	787 mm×1 092 mm　1/16		
印　　张	22.5	字　　数	243 千字
版　　次	2023 年 6 月第 1 版	印　　次	2023 年 6 月第 1 次印刷
书　　号	ISBN 978-7-5645-9555-5	定　　价	98.00 元

社区（老年）教育系列丛书

编写委员会

主　任　赵继红　孙　斌

副主任　杨松璋　秦剑臣

委　员　王　凯　成光琳　周小川

　　　　江月剑　梁　才　张海定

《老年人常用照护技术》
作者名单

主　编　豆银霞

副主编　廖启明　王玲玲　唐晓旭

编　委　（以姓氏笔画为序）

王玲玲	王华一	王书香	王高霞
王晓静	王珊珊	代　瑛	邓爱民
任梦园	任　斐	吕东霞	孙茜宇
豆银霞	豆雨霞	时新芳	张　莉
张佩琛	张晓丽	陈梦霞	赵宿睿
禹　瑞	高　玲	唐晓旭	褚香梅
廖启明			

前　言

随着社会和经济的发展,人们的生活水平不断提高,人类的平均寿命普遍延长,人口老龄化现象日益明显,人口老龄化问题已成为当今世界一个重要的社会问题。在我国,老年人口数量不断攀升,积极应对人口老龄化已上升为国家战略。研究老年人的健康问题、照护技术,满足老年人的健康需求,提高老年人的生命质量,已经成为护理领域的重要课题。因此,大力发展老年护理事业,进一步加强老年护理教育与培训,加快培养老年护理专业人才,已是当务之急。

本书根据老年护理人员的职业特点,从掌握实用操作技能和能力培养为根本出发点,采用模块化的编写方式,以日常老年人照护中的实例作为案例,将案例以情景模式进行导入,力求学习者能结合生活、引发思考,凸显老年照护技术应用的重要性。

本书共分为四章,内容包括绪论、老年人生活照护技术、老年人专业照护技术、老年人临终护理技术。在编写中秉承"理论够用,技能为重"的理念,突出技能训练,使护理人员切实掌握专业核心技能。此外,本书采用任务驱动模式,帮助学习者围绕工作任务展开学习,以任务的完成结果来检验和总结学习过程。每个任务均体现操作步骤、要点与说明、终末评价等,实现了"教、学、训、做、评"一体化。

在本书的编写中,各位编者付出了辛勤的劳动。同时得到了郑州市第九人民医院、郑州阳城医院、河南爱馨养老集团的大力支持和帮助,在此表示衷心的感谢! 由于编写时间仓促,编者水平有限,本书难免存在不足,敬请广大学习者、护理专家、同仁提出宝贵意见,以使本书更臻完善。

编 者

2023 年 2 月

目　录

第一章
绪论

　　人口老龄化是人类社会发展中人口再生产方式转变、低生育率和寿命延长等共同作用的结果，是全球普遍现象。中国人口基数庞大、20 世纪计划生育政策的严格推行导致人口老龄化形势更为严峻。2022 年《政府工作报告》提出："积极应对人口老龄化，优化城乡养老服务供给，推动老龄事业和产业高质量发展"，表明应对人口老龄化已上升为国家战略。随着老龄化人口不断增长，尤其是老年人口的高龄化，必将对社会经济发展、大众文化、人体素质、社会服务等方面产生深刻影响。老年人常用照护技术是针对老年人这一特殊群体，根据其健康状况和健康需求，帮助提升老年人自我护理能力，进一步提高老年护理人员的服务规范性及服务质量，更好地为老年人提供优质的护理服务，确保老年人的健康水平和生活质量的一门实用技术。

第一节　老年人和人口老龄化

 情景导入

根据国家统计局公布的第七次全国人口普查数据结果显示：2020 年全国 60 岁及以上人口为 26402 万人，占 18.70%，其中，65 岁及以上人口为 19064 万人，占 13.50%，老龄人口再创新高。国际公认标准为 65 岁以上人口占比 7%～14% 为轻度老龄化，14%～20% 为中度老龄化，21%～40% 为重度老龄化。

请思考：

1. 根据你的判断，多少岁以上为老年人？

2. 人口老龄化给社会带来了哪些影响？ 如何应对？

一、老化的定义和特征

老化即衰老，是所有生物种类在生命延续过程中的一种生命现象。人体各系统及各种器官和组织在生长发育成熟后，随着年龄增长而逐步出现了各种生理、代谢和功能的改变。老化是一种正常发展的生理过程，与遗传、生物、心理、社会等各种因素有关，具有如下特征。

1. 累积性

老化并不是一朝一夕就导致的,而是机体在日复一日、年复一年的岁月变迁中,其结构与功能上的微小变化逐渐累积的结果,这些变化一旦表现出来,则不可逆转。

2. 普遍性

老化是多细胞生物普遍存在的现象,且同种生物的老化进程大致相同。

3. 渐进性

老化是一个循序渐进的演变过程。随着年龄不断增加,老化在不知不觉中出现。

4. 内生性

老化源于生物本身固有的特性,与遗传因素有关。环境因素可以加速老化或延缓老化,但不能阻止老化。

5. 危害性

老化导致机体结构和功能衰退,使机体容易感染疾病,终致死亡。

二、老年人的年龄划分标准

由于影响人体衰老的因素很多,且人体各器官的衰老进度不一,个体差异很大,因此"老年"只是个概括的含义,不能准确界定个体进入老年的时间。此外,由于世界各国人口的平均寿命不同,经济社会情况也存在一定差异,因此对老年人的年龄划分规定尚无统一标准。为方便科学研究和医疗护理等工作,通常以大多数人的生理、心理结构变化时期为标准。目前普遍认可的老年人的年龄划分标准如下。

1. 世界卫生组织的划分标准

世界卫生组织(WHO)对年龄的划分有两个标准:在发达国家将 65 岁以上的人群定义为老年人,而在发展中国家(特别是亚太地区)则将 60 岁以上的人群称为老年人。此外,根据现代人生理、心理结构上的变化,将人的年龄界限划分为:44 岁以下为青年人;45~59 岁为中年人;60~74 岁为年轻老人;75~89 岁为年老老年人;90 岁以上为非常老的老年人或长寿老年人。

2. 我国的划分标准

我国将 60 岁以上的人群称为老年人,目前我国老年人按时序年龄的划分标准为:45~59 岁为老年前期,即中老年人;60~89 岁为老年期,即老年人;90~99 岁为长寿期;100 岁及其以上为寿星,即长寿老人。

三、我国人口老龄化的现状和趋势

1999 年,中国进入老龄化社会,是较早进入老龄社会的发展中国家之一。《2022 年中国老龄化研究报告》指出,中国人口老龄化趋势具有以下五大特点。

1. 老年人口规模庞大

2020 年,我国 65 岁以上老龄人口达到 1.91 亿,占总人口比重为 13.5%,全球每 4 个老年人中就有一个中国人。预计 2057 年中国 65 岁以上人口达 4.25 亿人的峰值,占总人口比重 32.9%~37.6%。

2. 老龄化速度快

2001 年,中国 65 岁以上人口占比超过 7%,标志着我国进入老龄化社会。到 2021 年,中国 65 岁及以上人口占比超过 14%,我国进入深度老龄化社会。从老龄化社会发展到深度老龄化社会,法国用了 126 年,英国用了 46 年,德国用了 40 年,而中国仅用了 20 年。老龄化发展速度之快让人警惕。

3. 高龄化、空巢化问题日益突出

2020 年,中国 80 岁及以上人口为 3660 万,预计 2050 年将增至 1.59 亿,高龄老人可能面临更为严峻的健康问题,空巢老人和独居老人的增长将弱化家庭养老的功能。

4. 老年抚养比大幅上升,养老负担加重

2020 年,老年抚养比为 19.7%,预计到 2050 年将突破 50%,意味着每两个年轻人需要抚养一位老人。赡养老人和养育孩子成本高昂,年轻人承受压力较大。

5. 未富先老

中国人均 GDP 接近发达经济体下限,但 13.5% 的老龄化程度已经超过中高收入经济体 10.8% 的平均水平。因此,中国人面临经济增长和养老负担的双重压力。

四、我国人口老龄化带来的影响

随着社会人口老龄化程度的不断加深,特别是我国老年人口的逐渐高龄化,对社会经济发展、医疗卫生保健、人民生活等诸多方面产生了广泛而又深刻的影响。

1. 加重了社会负担

人口老龄化使劳动年龄人口的比重降低,对老年人的抚养比升高,加重了劳动人口的经济负担。《2020 年度国家老龄事业发展公报》中指出,截至 2020 年 11 月 1 日零时,全国 60 周岁及以上人口 26402 万人,占总人口的 18.70%;全国 65 周岁及以上人口 19064 万人,占总人口的 13.50%;全国老年人口抚养比为 19.70%,比 2010 年提高了 7.80 个百分点。

2. 增加了社会保障费用

老年人口比重与社会保障水平之间存在着高度相关性。人口老龄化使家庭用于老年生活保障的费用不断增加,医疗费用和养老金是社会对老年人的主要支出项目,庞大的财政开支也给国家和政府带来沉重的负担。目前,社会保险基金预算整体上呈现两个特点:收入增加放缓,支出增长速度高于收入增速。在财政补贴大幅度增加的背景下,社会保险基金收入增速仍低于支出增速。

3. 增加了保健服务需求

随着老年人口寿命延长,因疾病、伤残、衰老而失去生活能力的老年人显著增加。全国老龄办 2016 年发布的《第四次中国城乡老年人生活状况抽样调查成果》显示,我国失能、半失能老年人大约有 4063 万人,占老年人总数的 19%,其中完全失能老年人占比达到 6.4%,这给养老护理带来了巨大压力。慢性病老年人、空巢老年人规模继续上升,2013 年分别都已超过 1 亿人大关。老年人发病率高,且多患有肿瘤、心脑血管病、糖尿病、老年精神障碍等慢性病,病程长、花费大、消耗卫生资源多,这不仅使家庭和社会的负担加重,同时也对医疗资源提出了挑战,对医疗设施、医护人员和卫生费用的需求急剧增大。

4. 使社会养老服务供需矛盾更加突出

随着人口老龄化、高龄化、空巢化、家庭少子化,传统的家庭养老模式日趋减弱,养老负担过分依赖于社会。但是目前我国社会服务发展状况仍然比较滞后,养老服务的供需矛盾非常突出。2021 年末全国共有各类提供住宿的民政服务机构 4.3 万个,其中养老机构 4.0 万个。民政服务床位 840.2 万张,其中养老服务床位 813.5 万张。根据国务院公布的《"十四五"国家老龄事业发展和养老服务体系规划》,到 2025 年,养老服务床位总量将达到 900 万张以上。预计未来 4 年将增长约 86.5 万张养老服务床位,年均约21.6 万张。我国目前约有 2.54 亿老年人,4000 万左右的失能、半失能老年人,对养老护理人员的需求多达 600 多万,但是我国目前仅有 50 多万名从事养老护理的服务人员,远不能满足需求。其中老年护理、社区护理、居家护理、安宁疗护等一直是我国护理领域的短板,从事养老护理的人员整体文化水平偏低,缺乏职业认证和专门的职业培训,无法满足群众多层次的养老护理服务需求。

五、我国人口老龄化问题的解决策略

我国人口老龄化的快速发展,给社会带来了深刻影响。因此,迫切需要根据我国人口、经济发展等实际情况,充分借鉴国外的经验,探索出具有中国特色的解决老龄问题的具体对策。

1. 加快经济发展,增强社会承载力

据中国人口年龄结构发展预测,2025 年之前是我国抚养系数低、经济发展快的"人口红利"黄金时期。这个时期是我国人口老龄化的发展阶段,虽然老年人口比重开始上升,但少儿人口在总人口中的比重已经下降,劳动力人口相对比重尚可;同时劳动力相对年轻,资源充足,为经济发展创造了良好的条件。因此应加快经济发展的速度,为人口老龄化的高峰期奠定雄厚的物质基础。

2. 完善社会保障和养老服务体系

建立和完善社会养老保障制度和养老服务体系是为了实现"老有所养"的目标。应采取国家、集体、家庭、个人共担的原则,多渠道筹措资金,加大农村社会养老保障的投入,尽快建成覆盖城乡居民的社会保障和养老服务体系,让基本保障惠及全体老年人。

3. 健全医疗卫生保健体系

医疗保健、老有所医是老年人最重要的需求,庞大的老年人群所带来的健康问题导致其对医疗卫生服务的需求激增。因此加快深化医疗卫生改革,加强人口老化的医疗保健与护理服务,健全医疗卫生保健体系,为老年人提供方便、快捷的综合性社区卫生服务,是缓解老年人患病后对家庭和个人所造成的经济压力的主要方式。

4. 大力发展老龄产业

发展老龄产业是应对老龄化社会,满足广大老年人群的需求,促进经济社会协调发展的重要内容。因此,制订老年服务业发展规划,实施国家对老年服务业的扶持和保护政策,建立老年服务业发展管理体制;发展为老服务业,培育老年服务中介组织,培养专业化的为老社会服务队伍,是2030年以前老年服务业发展的重点。同时,大力研制开发老年消费品,培育老年用品市场,扩大老年服务领域。

5. 实现健康老龄化和积极老龄化

(1)健康老龄化。1990年9月,世界卫生组织在哥本哈根会议上提出健康老龄化概念,将其确定为老年人健康生活目标并在全世界积极推行。健康老龄化的内涵是指老年人在晚年能够保持躯体、心理和社会生活的完好状态,将疾病或生活不能自理推迟到生命的最后阶段。联合国提出将健康老龄化作为全球解决老龄问题的奋斗目标。2022年,国家卫生健康委员会等15个部门联合印发

《"十四五"健康老龄化规划》，提出完善身心健康并重的预防保健服务体系等9项任务。《"十四五"健康老龄化规划》指出，我国老年人健康状况不容乐观，增龄伴随的认知、运动、感官功能下降以及营养、心理等健康问题日益突出，78%以上的老年人至少患有一种以上慢性病，失能老年人数量持续增加。而与老年人的健康需求相比，与健康老龄化相关的机构、队伍、服务和政策支持不足。

（2）积极老龄化。2002年，世界卫生组织针对当时世界各国人均预期寿命不断延长、老年人身体功能和身体素质不断改善的情况，在第二次老龄问题世界大会上正式提出"积极老龄化"理念。"积极老龄化"作为"健康老龄化"的升级版，其基本含义是"提高老年人的生活质量，创造健康、参与、保障（安全）的最佳机遇"。其内涵是将健康、保障与参与看成三位一体，强调老年人社会参与的必要性、重要性，即老年人应不断参与社会、经济、文化、精神和公民事务；强调尽可能地保持老年人个体的自主性和独立性；强调从生命全程的角度关注个体的健康状况，使个体进入老年期后还能尽可能长时间地保持健康和生活自理。

我国学者认为，积极老龄化能促进老年人"老有所养、老有所医、老有所学、老有所教、老有所为、老有所乐"和强化我国老年人最缺的"归属感"，发挥其潜能，提高生活质量；能增加社会人力资本，为社会造就一批为老服务的志愿者队伍，这些都是应对老龄化不可或缺的途径。

第二节 老年人生理和心理变化

情景导入

李大爷,78 岁,原某集团老总,因工作原因经常饮酒和吸烟,运动时间少,并且患有糖尿病 20 年,高血压 10 年。因近期出现了消瘦、乏力、视物模糊等症状,家人及朋友劝导其住院进行全面治疗。但是李大爷觉得子女是不愿意照顾他才把他送到医院,因此表现出情绪低落、闷闷不乐,经常一个人哭泣,拒绝到医院接受治疗。

请思考:

1. 李大爷出现了哪些生理、心理变化?

2. 你应该提供哪些护理指导,帮助李大爷及其家属度过这段时期?

一、老年人的生理变化

随着年龄的不断增长,老年人的外貌和生理机能都在逐渐发生老化。老化分生理性老化和病理性老化。生理性老化是符合自然规律的,即机体在生长过程中随增龄而发生的生理性、衰退性的变化,是一种正常的老化现象;病理性老化即在生理性老化的基础上,因某些生物、心理、社会及环境等因素所导致的异常老化,两者很难区分,往往交织在一起,从而加速了老化的进程。

（一）呼吸系统变化

呼吸系统包括鼻、咽、喉、气管、支气管、肺以及胸廓，其主要功能为与外界进行气体交换，维持正常的呼吸活动。随着年龄的增加，老年人呼吸系统的功能逐渐下降。如通过肺向组织输送氧气时，25岁的年轻人每分钟可输送4 L，而70岁的老人只能输送2 L。同时，呼吸系统的变化常易导致肺炎、哮喘、结核等老年时期常见病的发生。

1. 鼻部的变化

老年人鼻道气流阻力加大，对吸入空气的加温、加湿、清洁及过滤作用减弱，降低了呼吸道的防御功能。

2. 咽部的变化

咽部肌肉萎缩，吞咽功能差，神经末梢的感觉不灵敏，吞咽时容易发生呛咳，甚至会因团块食物被误吸入气道而发生窒息。

3. 喉的变化

喉部软骨逐渐变脆，肌肉萎缩，使老年人声音发生变化，表现为发声的力量比较弱，声音颤抖，等等。

4. 气管、支气管的变化

老年人的气管、支气管弹性下降，黏膜发生萎缩，黏膜纤毛运动减弱，细小支气管管腔变小甚至阻塞，使分泌物不易排出。加之支气管分泌免疫球蛋白的功能降低，细菌易停留于呼吸道，易造成呼吸系统的感染。

5.肺的变化

肺泡数目减少及弹性减弱,剩余肺泡扩大,呈肺气肿样,肺部不能充分扩张而造成肺通气不足。加之咳嗽的力量不足,分泌物容易残留在肺内而造成肺部感染。

6.胸廓的变化

因骨质脱钙疏松,脊柱弯曲后凸而胸骨前凸,胸廓由扁平状变为桶状,肋软骨弹性降低及肋骨脱钙,缩小了肋的活动度,胸廓呈僵硬状态,影响肺的通气及充气容量。

因此,为了预防老年人患呼吸系统疾病,要鼓励老年人积极参加力所能及的活动,即使卧床、行走困难也要通过协助翻身、叩背、做深呼吸等方式,以改善呼吸功能;宣传、督促老年人戒烟,以去除慢性呼吸道疾病的诱因;在病毒性呼吸道感染疾病流行时,尽量少去公共场所;发生上呼吸道感染时应及时就医以控制感染。

（二）心血管系统变化

老年时期多见的健康问题常发生在心血管系统,心血管系统的疾患是导致老年人各器官功能衰退及死亡的主要原因。

1.血管的变化

由于血管壁增厚、变硬,扩张能力下降,血管弹性降低,血管阻力增加,心脏须加大力量才能将血液泵入血管腔,故老年人血压增高,脉压增大。同时,神经系统调节血压的功能减退,使老年人由卧位到立位发生位置改变时,易出现体位性低血压从而导致跌倒或受伤。

2. 心脏的变化

随年龄增加,老年人心肌收缩力下降,搏动间隔时间延长。安静状态下,对心脏功能的影响不明显;而在活动时,心脏输出血液的量则不能满足身体各脏器的需要。如脑血流量减少可使人出现眩晕及意识模糊等临床表现。

因此,老年人及其家人能识别心血管系统的临床表现对其获得准确、及时的治疗来说十分重要。如果老年人感觉呼吸费力、喘不过气、容易疲劳、不愿活动,常为心力衰竭的早期表现;原因不明的胸痛应鉴别因心肌缺血而造成的心绞痛;足背部及小腿有水肿时,应检查有无右心衰竭发生。

(三)消化系统变化

消化系统对人体的作用主要为摄取食物、吸收其中的营养物质、排泄食物残渣,完成正常的新陈代谢活动,由消化管和消化腺两大部分组成。消化管包括口腔、咽、食管、胃、小肠(十二指肠、空肠、回肠)和大肠(盲肠、阑尾、结肠、直肠、肛管)等部,消化腺包括腮腺、下颌下腺、舌下腺、肝脏和胰脏。

1. 口腔的变化

(1)牙龈萎缩及牙齿咬合面的磨耗,使牙本质内的牙髓外露,对冷、酸、甜等刺激敏感,常表现为牙齿酸痛。

(2)牙槽骨萎缩,部分或全部牙齿脱落,使老年人咀嚼困难,所进食物多以易消化的软食为主,容易导致蛋白质、维生素及矿物质的摄入量不足。如果不注意口腔清洁卫生,食物残渣存留于牙齿的缺损处,则易造成龋齿、牙龈炎等。

因此,老年人要重视口腔的卫生保健,为了清理牙缝中的残留食物,早晨及进餐后均要刷牙;牙齿脱落者要尽早安装义齿,以减少对摄食及消化的影响,有义齿者在晚间临睡前要将义齿取下,进行清洁后放入冷水中浸泡保存,不可放于热水或乙醇等消毒液中,以免义齿变色、变形和老化;在尊重老年人饮食习惯的基础上,让他们多食用瘦肉、鱼类、各种蔬菜及水果,并尽量选用蒸、煮等方法进行烹调,以方便老年人咀嚼和消化。

2. 食管的变化

(1)由于支配吞咽的神经与肌肉功能失调、衰退,老年人往往在吞咽食物时感觉咽下困难。

(2)食管的蠕动功能下降,使食物停留在食管的时间延长,加之食管与胃相连的贲门括约肌松弛,进入胃的食物很容易反流回食管,增加误吸至气管的风险。

因此,为了便于吞咽,防止误吸发生,老年人最好取坐位进餐,卧床者要尽量抬高上半身;进餐时精神集中,细嚼慢咽,为了防止噎呛发生,应备好汤类或将食物加工成糊状,帮助老年人顺利进食;需要喂食的老年人,应事先告知食物的种类,观察老年人的吞咽动作,喂食的速度不可过快。

3. 胃肠的变化

(1)胃肠黏膜变薄,消化酶分泌减少,使老年人消化食物、吸收营养物质的能力下降。

（2）胃肠蠕动无力，大肠黏液分泌减少，老年人容易发生便秘。

因此，在加工、准备老年人食品时应尽量切成小块、薄片、碎末或细丝，少吃油炸、辛辣刺激、过于黏腻的食物，以帮助食物吸收。此外，多吃粗纤维食物、新鲜的水果和蔬菜；摄入足够的水分，每日饮水不少于 2000 mL，以软化粪便，刺激肠道蠕动，促进粪便的排出。

4. 肝脏的变化

肝脏对人体的作用包括储存糖原，合成蛋白质，分泌胆汁及解毒等。随着年龄的增加，老年人的肝脏逐渐缩小，肝血流量减少，致使肝脏功能有不同程度的衰退。例如，肝脏解毒能力下降，使老年人用药时出现的毒性作用和副作用增加；胆汁变稠，使胆囊排空的时间延长；胆固醇增加，使胆囊炎症、结石的发生率增加。

因此，要指导老年人采用低脂饮食，防止久坐久卧，保持良好的情绪，以减少胆囊炎及结石的发生；在老年人用药方面，应尽量减少用药种类，谨遵医嘱按时停药或减量，不可随意滥用药物，以减少药物在体内蓄积而出现的不良反应。

（四）泌尿系统变化

泌尿系统包括肾、输尿管、膀胱及尿道。整个系统中若有任何一个部位出现异常，都不可避免地影响到肾功能，使老年人出现相应的泌尿系统健康问题。

1. 肾脏的变化

老年人肾脏结构退化的基础是肾脏血管发生硬化，这是老年期普遍存在的现象。硬化可波及大小血管,老年人肾内血管弯曲、缩短,弹性降低,管腔缩小,使肾血流量减少,肾质量减轻。肾脏功能也随年龄的增加开始逐渐减退。

(1)尿液浓缩能力下降,昼夜排尿量的规律发生改变,夜间尿量增多。

(2)体内调节水、电解质的能力下降。老年人不能很好地保存体内的水分,容易因水分不足而引起脱水;对电解质的调节功能也有减退,如当老年人身体缺钠时,机体仍按原量排出钠,故易出现低钠血症;当身体中的钠过多时,又不能及时排出,致使钠在体内潴留,增加了肺水肿或心力衰竭的风险。

(3)排泄药物及其代谢产物的能力下降。肾脏是排泄药物及其代谢产物的主要场所,随着年龄的增加,老年人排泄速度减慢,药物容易蓄积在体内而出现毒性反应。

2. 膀胱的变化

(1)肌肉萎缩是膀胱老化的主要表现,可造成膀胱收缩无力,在排尿后膀胱内仍有较多残余尿液潴留,使老年人容易发生尿潴留及膀胱炎。

(2)容量减少。人在 50 岁以后的膀胱容量较 20 岁时减少约40%左右,易造成尿频及尿液外溢。

3. 尿道的变化

尿道肌肉萎缩,弹力减退,使尿液流速减慢,表现为排尿不畅或无力等临床表现。

因此,针对泌尿系统的老年性改变,要照顾好老年人的日常生活,应提醒老年人按时如厕;及时沐浴更衣,保持床单、衣裤整洁;尽量在白天多饮水,减少夜间排尿次数以保证睡眠;维护老年人的自尊,提供心理支持;在身体条件允许时,鼓励老年人积极参加各种锻炼活动。

(五)内分泌系统变化

内分泌系统对人体的主要作用为调节新陈代谢,维持身体内环境的稳定。老年期的变化特点为内分泌器官萎缩,相应的激素发生质与量的变化。这些变化对人体的衰老有很大影响。

1. 脑垂体的变化

脑垂体是人体最重要的内分泌腺,可分泌多种激素。进入老年期后,脑垂体的体积缩小,并呈纤维化和囊性改变,使激素分泌紊乱,相应的内分泌功能也受到影响。比如,生长激素分泌减少,造成老年人体内脂肪增多,肌肉减少,体力下降。

2. 甲状腺的变化

腺体质量减轻,功能降低,使老年人怕冷、皮肤干燥、心跳减慢、无力。

3. 肾上腺的变化

由于肾上腺质量减轻及功能降低,老年人对外界的适应能力和对有害刺激的应对能力均有所下降,包括对偏冷、偏热、缺氧、创伤、感染等的耐受力以及运动或劳动的能力下降等。

4.胰腺的变化

胰岛萎缩,功能减退,使老年人糖尿病的患病率升高。

因此,当老年人内分泌系统功能减退时,机体的新陈代谢及全身各方面的功能活动、适应性、抵抗力等均会受到影响,临床表现范围较为广泛,缺乏特异性。故老年人要定期进行健康体检,掌握自身器官变化的情况,保持生活规律,情绪稳定,发挥主观能动性,以增强适应环境的能力。

（六）神经系统变化

神经系统具有调节人体各器官系统功能、使人体与内外环境相适应、维持正常生命活动的重要功能。它的老化可导致全身各系统、器官的衰老,而各系统、器官的衰老又会损害神经系统,导致神经系统较复杂的功能障碍。

1.脑萎缩

青年时期脑质量平均为 1400 g。随着年龄的增加,到 60 岁以后,脑的质量约减轻 10%,出现较为明显的脑部萎缩。神经细胞数量的减少是造成萎缩的主要原因。年龄越大,神经细胞的数量就越少,它实际上反映了脑部老化的过程。

2.脑动脉硬化

脑动脉的硬化随年龄增长而不断增加,血流速度逐渐减慢。由于血管硬化及一些小血栓的形成,常常造成脑的软化,从而使老年人出现如健忘、思维活动障碍、痴呆等一系列健康问题,而且容易引发脑血栓等脑血管疾病。

3. 神经递质改变

神经系统可合并释放多种形式的化学传递物质,完成神经系统不同的功能活动,这些物质称为神经递质。老年期某些神经递质减少,可造成失眠或睡眠质量下降,面部表情淡漠,精神抑郁以及动作迟缓等。

因此,随着老年人老化现象的出现,体内残余的脑细胞代偿性地发挥其调节和反应功能,以维持生理活动,也有很多高龄老年人仍能保持较灵敏的思维能力。对老年人来说,要加强脑力活动,锻炼思维,勤于动脑,保持对生活、对外界事物的兴趣;还应补充脑部营养,多吃健脑的食物,如鱼、蛋、大豆等蛋白质,核桃、花生、芝麻等脂质,以及小米、玉米、枣等糖类食物,尽量延缓衰老的进程。

(七) 运动系统变化

运动是维持老年人健康所必需的。由骨、关节及肌肉构成的运动系统老化,不仅使全身运动功能降低,而且对整体工作能力及适应外界环境的能力都有很大影响,给老年人的生活带来诸多不便。

1. 骨骼的变化

随着人体进入老年阶段,骨骼的内部结构逐渐发生了改变。骨密度降低、骨骼质量减轻及变脆,常造成老年人出现骨质疏松,并且非常容易发生骨折,尤其在腕部、股骨颈等处的骨折最为多见。

2.关节的变化

老年人的关节软骨在弹性和韧性方面均有所降低。不仅如此,在关节四周,骨质多有增生而形成骨刺。软骨的变化和骨刺的形成,降低了关节的灵活性,缩小了关节的活动范围,造成老年人的活动障碍。

3.肌肉的变化

肌肉随着年龄的增加而逐渐萎缩,失去弹性,肌力减退,肌肉的总质量可由原来占体质量的50%减少至25%。老年人常表现出反应迟钝、动作笨拙、活动后容易出现疲劳,常伴有腰酸腿疼等症状。

因此,鼓励和允许老年人尽可能自理的同时,还要注意并预防老年人可能发生的意外,协助老年人增强自我照顾的能力;日常活动中,多用大关节活动而少用小关节,以尽量保护关节肌肉;选择低、中运动强度的项目,如慢跑、散步、八段锦等进行锻炼;在饮食中注意补充牛奶、海产品等含钙丰富的食物及维生素 D,以延缓骨质疏松;必要时,选择使用合适的手杖、步行器等协助活动。

（八）感官系统变化

感官系统是产生感觉、知觉的重要器官,包括皮肤的感觉以及视、听、味、嗅、触觉等。这些器官的老化会给老年人的日常生活和健康带来一定的影响。

1.皮肤的变化

皮肤的变化往往是人老化的最早表现之一,主要表现在:

（1）皮肤松弛、缺乏弹性。

（2）皮肤出现色素沉着及老年斑。

（3）皮肤腺体分泌减少，造成皮肤表面粗糙、干燥并缺少光泽。

（4）皮肤血管壁增厚，管腔变窄，使血液循环受到影响。

（5）皮肤缺乏营养，再生缓慢，防御功能减退。

皮肤作为保护身体的第一道防线，担负着体温调节、排泄、吸收及保持水、电解质不被丢失的任务。老年人皮肤的变化，使其皮肤各项功能均受到影响。对外界冷、热刺激，老年人皮肤的耐受性及抵抗能力均较差，寒冷季节易感冒，炎热天气易中暑，调节体温的能力降低。当皮肤受损伤时，其愈合能力亦有所下降。尤其是长期卧床的老年人，皮肤因持续摩擦与受压更容易破损，而导致压疮的出现。因此要注意保护老年人皮肤，老年人的生活区域包括各项设施，应避免任何造成皮肤损伤的危险因素。护理人员可进行皮肤按摩，促进血液循环，增强皮肤的抵抗力。

2. 视觉的变化

（1）外观改变。眼周围脂肪减少、肌肉弹性减弱，使眼皮皱纹增多，眼睑下垂；角膜边缘呈灰白色环状，由类脂质沉积所致，称为老人环。

（2）功能改变。调节和聚焦功能减退，不易看清近物，如书籍上的字，俗称"老花眼"，交替看远、近物时也不能进行快速的调节；由于眼底血管硬化等原因，老年人视力所能看到的范围（即视野）缩小；眼睛内部结构的变化，使青光眼、白内障等老年性疾病较为多见。

因此,为了延缓视觉老化,老年人要保持规律的生活,稳定的情绪,避免身体疲劳及用眼过度。对已经视力减退的老年人,要尽量固定物品摆放的位置,使之易于拿取。避免直接或强光照明,避免昏暗环境,少在照明不足的地方长时间用眼,少看电视、电影,以防眼压增高,造成眼部疾病。

3. 听觉的变化

老年人听神经的功能逐渐减退,辨别声音方向及声音由耳到脑传导的能力下降,听力逐渐减退,出现老年性耳聋。所以与老年人交谈时,尽量避开嘈杂的环境,减慢说话速度。可教会老人做3~4次/天的耳部按摩,按摩时以手掌按压耳朵,用手指按压、揉搓耳垂,通过加强保健护理来延缓听力下降。

4. 味、嗅觉的变化

(1)味觉。由于老年人味蕾数量的减少和功能退化,唾液分泌减少,对食物的敏感性降低,造成食而无味,食欲下降。

(2)嗅觉。嗅神经数量随着年龄增加而减少或萎缩,使老年人分辨气味的能力下降,表现为嗅觉迟钝。

因此,在为老年人准备食品时,应注意颜色搭配,以刺激老年人食欲,弥补味、嗅觉的不足;避免使用酒精类饮料或柠檬果汁,减少口腔黏膜干燥;经常用淡盐水或清水漱口,保持口腔湿润。

5. 触觉的变化

由于皮肤内的神经老化,老年人对触觉的敏感性逐渐减低,比如触及冷、热物体或受压,对皮肤破损的感觉缺乏敏锐的反应。因此要经常协助老年人更换体位,防止单一姿势维持时间过长。加强安全防范措施,避免冻伤、烫伤及化学烧伤等意外的发生。

二、老年人的心理变化

(一) 老年人感觉衰退的特点

感觉是个体心理活动中发展最早的部分,也是衰退最早的部分。衰退主要表现为感觉能力(感受性)逐渐下降。衰退较早的是听觉,其次是视觉。感觉衰退的特点可以概括为以下几个方面。

1. 对音频声波和光波的感知能力下降较快

在老年人视、听觉变化中,对高频的声波和光波的感知能力比对低频的感知能力降低要快。随着年龄的增高,老年人对频率高的声波,也就是音调高的声音感知能力下降得较多;而对音调低的声音感知能力下降得较少。这就是老年人喜欢听低音音乐的原因。不同颜色光波的频率不同,红、黄色光的频率低于绿色高频率的光波,老年人对于高频率的光波感受能力有所降低,而对红、黄色低频率的光波感觉能力变化不大。

2. 在感知活动中抗干扰能力差

在噪声环境中,老年人对特定的人说话声音或需要分辨的信号声等的识别能力比年轻人差。知觉掩盖现象在视觉变化中也十分明显,当被识别的图形、颜色、光的强度差别较小时,这种识别的掩盖现象在老年人中表现得很明显,导致他们难以识别。因此,为了使老年人更好地感知某些图形或声音,应尽可能地降低背景音,增加图形或声音之间的对比度。总之,为了让老年人容易分辨,要将识别信号与噪声之间的差异拉大。

3. 嗅觉感受性的下降快于味觉

嗅觉和味觉常同时工作。比如在品尝美食时,嗅觉和味觉会共同发挥作用。临床研究发现,老年人的嗅觉能力随年龄的增高而下降的速度要快于味觉。从青年时代开始,每隔29年味觉感受能力会下降为原来的1/2;而嗅觉能力则每隔22年下降为原来的1/2。对于食物中的多种气味,通常老年人只对其中的1~2种反应比较明显,比如咸味,因此在老年人饮食中,应特别注意对咸味的调节,避免老年人摄入过多的盐分。

4. 触觉、温觉和痛觉的敏感性均低于年轻人

老年人皮肤的触觉、温觉、痛觉敏感性均比年轻时略低。眼角膜与鼻部的触觉降低最为明显,因此一些老年人对流鼻涕的自我感知能力降低,有时甚至需要别人提醒才能意识到自己需要擦鼻涕。如同时触压老年人面部与手部两点皮肤时,高龄老人与学龄前儿童一样,只能稍微感知到受触压。这说明老年人的触觉定位能力比较差。老年人的皮肤温度感也存在减退的现象,甚至有些老年人体内温度低,尿液温度也很低。老年人普遍对外界温度变化感觉比较迟钝。这部分老年人的家属应采取特殊的照料方式照顾他们。此外,还要注意室温的调节以及对老年人手、脚的保护,否则在冬春寒冷季节,老年人很容易被冻伤。

因此,随着老年人年龄的增加,感觉系统不可避免地发生着退行性变化,这将导致老年人感觉的敏锐度变差,使他们感知某一对象所需要的时间变长,感知觉的精细度,以及排除外界干扰的能力下降。但是,上述变化的程度对于每个老年人而言不尽相同,这些变化并不影响绝大多数老年人的正常生活。

(二)老年人的知觉变化

知觉与感觉是密不可分的。由于老年人的感觉衰退,导致其知觉也出现衰退。但是知觉有知识和经验的参与,因此老年人知觉衰退发生的时间一般要晚于感觉衰退,其在程度上也较感觉衰退轻。

观察是一种有目的、有计划、比较持久的知觉,是知觉的高级形式。与年轻时相比,老年人的观察活动有些迟钝,观察范围也有所缩小。有研究指出,就快速感知或观察而言,老年人的反应比不上年轻人。但是由于老年人见多识广,此时观察事物或问题往往比年轻时深刻、全面和仔细。与年轻人相比,老年人反应迟钝为老年人做出决定并以此来指导操作及评估的过程要花费更多的时间。老年人常常要反复审视刺激,然后才能做出反应。由于老年人感知觉迟钝,反应速度比较缓慢,因此老年人很难适应那些要求迅速做出决定或节奏快的工作。因不能很快感知或作出判断,不能适时启动或停止自己的行动,故老年人也容易摔跤或发生交通事故。老年人的空间知觉和语言知觉都发生了很大的变化,具体表现为判断错误率升高,语言的可懂率下降,等等。

（三）老年人记忆衰退的特点

1.逻辑记忆保持较好,机械记忆明显衰退

逻辑记忆主要是通过对材料的理解而进行的识记,机械记忆则是采用重复的方法通过背诵进行的识记。人的机械记忆一般在40岁开始减退,60岁以后明显减退,而逻辑记忆较好,一般在60岁以后才开始减退。从日常观察和研究来看,与年轻人相比,老年人对自己所理解的材料的识记没有多少差别,而对自己不理解或无联系的材料识记成绩则明显低于年轻人。此外,虽然老年人记忆在衰退,但一般来说,其推理记忆力比语言意义记忆力衰退得少,字词运用能力也衰退得较少。需要依靠语言来理解与沟通的智力活动与其他不靠语言的智力活动相比,前者衰退较少。有专家认为,文化水平较低的老年人其逻辑记忆力与文化水平较高的老年人相比,前者的衰退较后者明显。

2.老年人回忆能力衰退明显,再认能力衰退不明显

记忆是人脑对过去经历过的事物的反映,包括识记、保持、再认和回忆（或重现）。老年人随着年龄的增加,感觉器官逐渐不能正常有效地接受信息,加之记忆细胞萎缩,使得老年人的记忆功能减退。但老年人的记忆减退个体差异很大,出现有早有晚,速度有快有慢,程度有轻有重。为了延缓记忆衰退,老年人可坚持适当的脑力锻炼和记忆训练,并主动利用记忆方法,提高记忆能力。

3. 老年人记忆速度明显减慢

观察和研究表明,如果由老年人自由掌握记忆速度,其记忆的效果比较好,但如果要求在规定的时间内识记或回忆较多的内容,他们的成绩则明显低于年轻人。

4. 老年人的短时记忆能力明显下降

短时记忆减退是老年人常见的心理衰退,具体表现为:

(1)短时记忆从 50 岁开始减退,到了 65 岁以后,在逻辑故事记忆、图像自由回忆、数字广度和指向记忆等方面,老年人都呈现下降趋势。

(2)不同内容的记忆减退并不是同步的,图像自由回忆和指向记忆下降更为明显,而顺背数字和逻辑故事记忆成绩下降较少。

(3)无意义图形再认和人像特点回忆都难于用词作中介帮助记忆,但相比之下,无意义图形再认衰退较慢,而对人像特点回忆衰退较快。这提示老年人的记忆衰退一般发生在提取困难时。

(4)有关联想衰退最慢,而无关联想和人像姓名、爱好特点回忆的衰退速度差异较大,与年龄也有关系。

5. 老年人的远事记忆良好,近事记忆衰退

许多老年人对于数年前或数十年前的事情记得非常清楚,也就是远事记忆好,而对于最近几年、几个月发生的事却易出现记忆障碍,也就是近事记忆差。

（四）老年人的情绪改变特征

1. 老年人善于控制自己的情绪

在现实生活中,与年轻人和中年人相比,老年人更倾向于遵循某些规范以控制自己的情绪,尤其是正性情绪,所以,老年人多表现为老成持重,遇上什么事都坦然处之,很少喜形于色。由于经过岁月的锤炼,老年人显得愈加理性,他们做事习惯于三思而行,遇事一般不慌不忙,不容易冲动。因此,老年人更善于克制自己的不满和愤怒情绪。

2. 老年人的情绪体验比较强烈而持久

就情绪体验而言,由于在老年期,中枢神经系统有过度活动的倾向以及较高的唤醒水平,这使得老年人的情绪呈现出内在、强烈而持久的特点,尤其是消极情绪,其体验强度并不随年龄的增长而减弱。由于拥有成熟和理性,老年人往往会通过认知调节来减弱自己的情绪反应,但老年人对于负性应激事件所引发的情绪体验要比年轻人和中年人持久得多。

3. 老年人容易产生消极情绪

有些老年人由于个性中的不利健康因素加上环境条件、应激刺激等影响,容易产生消极情绪。比如失落、孤独、疑虑、焦虑、抑郁以及不满情绪等。

4. 老年人的积极情绪特点

老年人的积极情绪或正性情绪的强弱、多少主要由其个性特点及环境条件所决定,一般用对生活的满意程度来表示。老年人的积极情绪表现为轻松感、解放感、自由感、满足感和成功感。

（五）老年人的人格特征

人格是指个体在适应社会生活的成长过程中,经遗传与环境交互作用形成的稳定而又独特的身心结构,人格以人的性格为核心内容。老年人的人格与增龄无关,总体上是稳定连续的,在进入老年期的过程中,由于欲望和要求日趋减少、动机和精神逐渐减退,老年人常表现为退缩、孤独、内向和情绪波动。虽然人格在个体之间有明显的区别,但一般情况下,老年人的人格变化有以下特征。

1. 以自我为中心

老年人作为一家之长,是家庭的支柱,成年期既要照顾老人又要照顾小孩,如今父母离世、子女成人,在家庭中转变为需要别人照顾自己,围着自己转。

2. 性格内向

由于退休,生活范围缩小,社会活动减少,与人的交流变少,表现为性格内向,不愿意接受新鲜事物,不愿意参加社会活动,等等。

3. 适应能力下降

不能承受重大生活事件的打击。

4. 缺乏灵活性

待人处事常表现为刻板、固执,缺乏灵活性。

5.猜疑与妒忌心理

认为自己老了,什么也干不了,对社会无贡献了。与过去的老同事、老朋友相遇未主动与自己打招呼,就会认为别人看不起自己,产生猜疑和自卑心理。对年轻人的升职、加薪产生妒忌心理,认为自己很失败。

6.办事谨小慎微

老年人处理事物常看重是否正确、准确,不重视速度,思前想后,反复推敲,显得保守。

（豆银霞　邓爱民　王晓静）

第二章
老年人生活照护技术

第一节　老年人饮食照护技术

任务一　协助老年人进餐

情景导入

情景描述:陈爷爷,76岁,5年前因脑中风引起双侧肢体功能障碍,生活不能自理,由护理人员负责照护。由于陈爷爷四肢活动不灵,咀嚼困难,有活动性义齿,为了防止在进餐过程中出现噎食、误吸等情况,护理人员全程床旁陪护并协助进餐。

请思考:

1.如何协助老年人床上进餐?

2.床上进餐应注意什么?

1. 目的

（1）帮助自理能力差的老年人安全进餐。

（2）预防在进餐过程中发生呛咳或噎食。

2. 评估老年人情况及观察要点

（1）评估老年人的咀嚼吞咽能力、精神状态、自理能力、合作程度。

（2）评估环境温度，空气新鲜、无异味。

（3）观察老年人的进餐后反应。

（4）观察老年人的口腔状况、有无溃疡等。

3. 操作要点

（1）老年人体位：坐位或半坐卧位，床头抬高 30°～45°。

（2）动作轻稳，进餐速度宜慢。

（3）食物温度适中，一般以 38 ℃～40 ℃为宜，软硬度适中。

4. 指导要点

（1）告知老年人进餐的方法和注意事项，需要协助者由护理人员协助喂食。

（2）观察老年人完全咽下后再喂食下一口食物。

（3）嘱咐老年人进餐后应保持原体位 20～30 min 后再卧床休息。

5. 注意事项

（1）给老年人喂食、喂汤时的速度要慢，以防老年人发生呛咳。

（2）食物温度要符合老年人的习惯，温度太低时要及时加热、温度太高时要预防烫伤。

（3）进餐时,大块食物需切成小块方可给老年人食用,防止发生噎食。

（4）进餐过程中注意观察老年人进食量,有无呛咳、噎食等现象发生。

6. 协助老年人进餐操作规程

表 2-1　协助老年人进餐操作规程

项目名称	操作步骤	要点与说明
操作准备	1. 护理人员准备:着装整洁、修剪指甲、去掉首饰,洗手、戴口罩	
	2. 环境准备:干净整洁,空气新鲜、无异味	
	3. 老年人准备:协助老年人排空大小便,有义齿者协助佩戴、有餐前口服药物者按医嘱服药	
	4. 物品准备:餐具（碗、筷、汤匙）、食物、围裙或毛巾、手帕或纸巾、小桌、温开水等	●餐食温度适宜
操作过程	1. 护理人员与老年人做好沟通,取得配合	●耐心解释,取得配合
	2. 摆放体位,抬高床头 30°～45°	●避免着凉,注意隐私保护 ●不能坐起的老年人侧卧位或仰卧位将头偏向一侧
	3. 协助老年人坐起后洗手,使其上身坐直并稍向前倾,头稍下垂;床上摆放小餐桌,将小毛巾铺在老年人颌下及胸前	

续表 2-1

项目名称	操作步骤	要点与说明
操作过程	4. 餐桌上摆放已准备好的食物,以汤匙喂食,每喂食一口,先用手触及碗壁,测试碗壁温度,每次喂食为汤匙的 1/3 为宜,缓慢喂入,偏瘫老年人喂食从健侧嘴角喂入	●能自行进食的老年人鼓励自行进食,不能进食者由护理人员协助喂食 ●食物温度适宜,避免过热、过冷 ●双目失明或双眼被遮盖的老年人按时钟平面图放置食物,并告知方位和食物名称
	5. 喂食时,待老年人咽下后再继续喂下一汤匙,直至老年人有饱腹感	●嘱咐老年人进餐时细嚼慢咽,不要边进食边讲话,以免发生呛咳、噎食等 ●防止过饱
	6. 协助老年人漱口,并用纸巾擦干口角水痕	●嘱咐老年人不要立即平卧,保持原体位 20～30 min,防止食物反流发生呛咳、误吸等
	7. 撤去餐具、小桌,撤去围裙	
	8. 喂食后 20～30 min,询问老年人情况,无不适后摇平床头	
	9. 协助老年人取舒适卧位,整理床单位	●确保老年人舒适、整洁
	10. 整理用物,洗手	●减少致病菌传播

续表 2-1

项目名称	操作步骤	要点与说明
终末评价	1. 操作有序、方法正确	
	2. 关心老年人、动作轻柔、喂食时注意观察老年人的反应,做好沟通,使老年人身心愉悦	

任务二 协助老年人进水

情景导入

情景描述:李奶奶,86 岁,1 年前因高血压脑出血进行手术治疗,现意识清楚,语言和运动功能还未恢复,长期卧床,无法表达自己的意愿,生活完全不能自理,需要护理人员帮助进水。李奶奶由于担心进水后尿多,增加麻烦,常常不愿喝水。中午查房时,护理人员发现李奶奶嘴唇干裂,观察口腔黏膜完好,需要护理人员协助床上进水。

请思考:

1. 如何协助老年人床上进水?

2. 床上进水应注意什么?

1. 目的

预防老年人在进水过程中发生呛咳。

2. 评估老年人情况及观察要点

（1）评估老年人的精神状态、自理能力、合作程度。

（2）评估环境温度，空气新鲜、无异味。

（3）观察老年人进水后的反应。

（4）观察老年人的口腔状况、有无溃疡等。

3. 操作要点

（1）老年人体位：坐位或半坐卧位，床头抬高 30°~45°。

（2）动作轻稳，进水速度宜慢，避免出现呛咳。

（3）水温适中，一般 38 ℃~40 ℃为宜。

4. 指导要点

（1）告知老年人进水的方法和注意事项。

（2）告知老年人喝水小口饮用，以免呛咳，喂水时咽下后再喂下一口。

5. 注意事项

（1）确保水的温度适宜，防止发生烫伤。

（2）对不能自理的老年人每日分次、定时喂水。

（3）老年人饮水后不能立即平卧，防止发生反流，引起呛咳、误吸。

6. 协助老年人进水操作规程

表 2-2 协助老年人进水操作规程

项目名称	操作步骤	要点与说明
操作准备	1. 护理人员准备:着装整洁、修剪指甲、去掉首饰,洗手、戴口罩	
	2. 环境准备:干净整洁、空气新鲜、无异味	
	3. 老年人准备:询问老人是否有特殊需求,洗净双手	
	4. 物品准备:茶杯或小水壶盛装 1/3~1/2 满的温开水(触及杯壁时温热不烫手)、吸管、汤匙以及小毛巾等	●水温度适宜
操作过程	1. 护理人员与老年人做好沟通,取得配合	
	2. 协助老年人坐位或半坐卧位,上身坐直并稍向前倾,头稍下垂,抬高床头 30°~45°,床头摆放小餐桌	
	3. 能自行饮水的老年人手持水杯或借助吸管饮水	●嘱咐老年人进水时不要边进水边讲话,以免发生误吸 ●嘱咐饮水时小口饮用,以免呛咳,出现呛咳应稍事休息再饮用 ●确保水温合适,以免烫伤
	4. 不能自理的老年人喂水时借助吸管喂水;使用汤匙喂水时,水盛装汤匙的 1/3~1/2 为宜	●见水咽下后再继续喂下一口,动作轻柔

续表2-2

项目名称	操作步骤	要点与说明
操作过程	5.用纸巾擦干口角水痕	●嘱咐进水后不能立即平卧,防止发生反流,引起呛咳、误吸
	6.撤去小餐桌及喝水用物	
	7.20~30 min 后,询问老年人情况,无不适后摇平床头	● 注意有无呛咳
	8.协助老年人取舒适卧位,整理床单位	●确保老年人舒适、整洁
	9.整理用物,洗手,记录	●减少致病菌传播
终末评价	1.操作有序、方法正确	
	2.关心老年人、动作轻柔、喂水时注意观察老年人的反应,做好沟通,使老年人身心愉悦	

任务三　特殊进食帮助

情景导入

情景描述:张爷爷,76岁,因小脑萎缩长期处于卧床状态,生活完全不能自理,有留置鼻饲管。张爷爷虽不能对答问题但可以简单配合操作,今晨8点,护理人员需给张爷爷喂食混合匀浆200 mL。

请思考:

1.如何给老年人进行鼻饲?

2.鼻饲时应注意什么?

1. 目的

给昏迷、吞咽困难或不能经口进食的老年人补充营养和水分。

2. 评估老年人情况及观察要点

（1）评估老年人的精神状态、自理能力、合作程度。

（2）测量鼻饲液温度为 38 ℃~40 ℃，不可过冷或过热。

（3）每次喂食前，均需评估胃管是否在胃内，必要时重新插入胃管。

3. 操作要点

（1）老年人体位：半坐卧位或坐位，不能坐起者取右侧卧位。

（2）动作轻稳、鼻饲喂食的顺序正确。

（3）鼻饲液温度适中，每次鼻饲的量不超过 200 mL，间隔时间大于 2 h。

4. 指导要点

（1）告知老年人鼻饲的目的、方法和配合要点。

（2）长期鼻饲要定期更换胃管，普通胃管每周更换 1 次，硅胶胃管每月更换 1 次。

（3）鼻饲老年人每日进行口腔护理，2 次/天。

5. 注意事项

（1）喂食时注意观察老年人反应，鼻饲液量由少到多，中午鼻饲量略高于早晚。

（2）每次喂食量不超过 200 mL，每日 4~5 次，2 次喂食之间加喂水;牛奶与果汁应分开灌注,防止产生凝块;药片需研碎溶解后再注入。

（3）鼻饲液温度适宜,不宜过冷或过热,以免引起胃肠道反应及烫伤。

（4）每次喂食前后均应注入 20 mL 左右、38 ℃～40 ℃的温开水,再灌注流质饮食或药物,保持鼻饲管道的清洁、通畅。

（5）长期鼻饲者,应每日口腔护理,以保持卫生、清洁,预防并发症。

6.特殊进食帮助操作规程

表 2-3　特殊进食帮助操作规程

项目名称	操作步骤	要点与说明
操作准备	1. 护理人员准备:着装整洁、修剪指甲、去掉首饰,洗手、戴口罩	
	2. 环境准备:干净整洁、空气新鲜、无异味	
	3. 老年人准备:询问老人是否有特殊需求,并协助完成	
	4. 物品准备:治疗碗、弯盘、50 mL 注射器、纱布、治疗巾、夹子、别针、温开水、流质饮食(200 mL;38 ℃～40 ℃)	●鼻饲液温度适宜
操作过程	1. 护理人员与老年人做好沟通,取得配合	●耐心解释,取得配合
	2. 核对记录卡及饮食通知单	
	3. 携用物到老年人床旁,说明操作内容	●告知老年人鼻饲饮食的种类和量

续表 2-3

项目名称	操作步骤	要点与说明
操作过程	4. 安置体位:协助老年人取坐位或半卧位,无法坐起者取右侧卧位,抬高老年人床头与水平线呈 30°~50°	
	5. 铺治疗巾于老年人胸前,将胃管从纱布中取出	●动作轻柔,避免将床单弄脏
	6. 检查胃管是否在胃内(三种方法)	
	(1)连接注射器和胃管,向胃内快速注入 10 mL 空气,同时将听诊器置于老年人胃部,听有无"气过水声",有气过水声则证实胃管在胃内	●选用任意两种方法均可,保证老年人安全,防止误入气管
	(2)于胃管末端连接注射器进行抽吸,看能否抽出胃液,有胃液则证实在胃中	
	(3)置胃管末端于水中,看有无气泡逸出,无气泡逸出则证实在胃内	
	7. 灌注食物	
	(1)用注射器先抽吸 20 mL 温开水,连接胃管末端并注入	●鼻饲过程中,避免注入空气,以防造成腹胀
	(2)分次抽吸鼻饲液,总量不超过 200 mL,并缓慢注入胃管,注意观察老年人反应	●若注入新鲜果汁,应与奶液分别注入,防止产生凝块

续表 2-3

项目名称	操作步骤	要点与说明
操作过程	8. 鼻饲完毕后,再次注入 20 mL 温开水	●鼻饲注入温开水后,将胃管提起,使其全部流入胃内,防止鼻饲管内残留食物变质而造成胃肠炎或引起管道堵塞
	9. 将胃管末端反折,用纱布包好,夹紧,再用别针固定于枕旁	
	10. 撤去治疗巾,协助保持原体位 20～30 min 后摇平床头	●避免胃内容物返流引起误吸、呛咳等
	11. 协助老年人取舒适卧位,整理床单位	●确保老年人舒适、整洁
	12. 整理用物,洗手,记录	●减少致病菌传播
终末评价	1. 操作有序、方法正确	
	2. 注意观察老年人反应	
	3. 关心老年人、动作轻柔、鼻饲时注意观察老年人的反应,做好沟通,使老年人身心愉悦	

第二节 老年人清洁照护技术

任务四 床上物品更换

情景导入

情景描述:赵爷爷,80岁,四肢活动不灵,长期卧床,由护理人员负责照护。为了保持日常床铺整洁,促进舒适,现需护理人员给赵爷爷进行床上物品更换。

请思考:

1.如何给老年人进行床上物品更换?

2.进行床上物品更换时应注意什么?

1.目的

(1)保持床铺平整、舒适,预防压疮等并发症。

(2)保持房间整洁、美观。

2.评估老年人情况及观察要点

(1)评估老年人的精神状态、自理能力、合作程度、有无留置管道等。

(2)观察床单的清洁程度。

(3)观察床旁设施是否完好,房间内有无室友进餐或治疗。

(4)评估环境温度,必要时屏风遮挡。

3.操作要点

（1）中单、大单污染面卷塞于老年人身下,清洁大单、中单清洁面向内卷铺。

（2）对于不能翻身侧卧的老年人采取平卧换单法,从床头至床尾更换。平卧换单法先取出枕头并拆开,铺完大单后先换枕套再换被套。

4.指导要点

（1）告知老年人更换床上物品的目的、方法和配合要点。

（2）铺好后注意帮助老年人盖好被子,以免着凉。

5.注意事项

（1）动作敏捷轻稳,不过多翻身和暴露老年人,以免引起老年人疲劳或受凉。

（2）注意观察老年人情况及皮肤有无异常变化,有留置管道的老年人要防止管道扭曲、反折、受压或脱落等。

（3）操作时护理人员应遵循人体力学原理,以节省体力和时间,提高工作效率。

（4）更换被套时,勿暴露老年人,防止清洁被套与污被套接触,棉胎不能直接接触老年人。

（5）床单、被套污染要及时更换。为防止交叉感染,采用一床一巾湿扫法,用后消毒。禁止在房间、走廊堆放换下来的床单、衣物等。

6. 为老年人更换床上物品操作规程

表 2-4   为老年人更换床上物品操作规程

项目名称	操作步骤	要点与说明
操作准备	1. 护理人员准备:着装整洁、修剪指甲、去掉首饰,洗手、戴口罩	
	2. 环境准备:关闭门窗或屏风遮挡、室内温湿度适宜	
	3. 老年人准备:摇平床头、床尾,使老年人平卧于床上,盖好被子	
	4. 物品准备:扫床车 1 辆、床刷 1 把、刷套数个,清洁床单、被罩、枕套各 1 套,生活垃圾桶、医疗垃圾桶	
操作过程	1. 护理人员与老年人做好沟通,取得配合	● 耐心解释,取得配合
	2. 关闭门窗,调节室内温度,必要时屏风遮挡	● 避免着凉,注意隐私保护
	3. 将物品按使用顺序放置在扫床车上(上层床单,中层被罩,下层枕套)	● 注意按顺序摆放整齐
	4. 更换床单	
	(1)护理人员站在床的右侧,一手托起老年人头部,一手将枕头平移向床的左侧,协助老年人翻身侧卧至床的左侧(背向护理人员)盖好被子;必要时对侧安装床档。从床头至床尾,松开近侧床单,将床单向上卷起至老年人身下	● 协助老年人翻身侧卧时,注意老年人安全,防止发生坠床,必要时使用床档 ● 注意盖好棉被,以免受凉

续表 2-4

项目名称	操作步骤	要点与说明
操作过程	（2）刷套套在床刷上，靠近床中线清扫褥垫上的渣屑，从床头扫至床尾，每扫一刷要重叠上一刷的 1/3，避免遗漏	● 注意扫床时，避免遗漏
	（3）取清洁床单，床单的纵向中线对齐床中线，展开近侧床单平整铺于床褥上，余下的一半塞于老年人身下，分别将近侧床单的床头床尾部分反折于床褥下，再将近侧下垂的床单平整塞于床褥下	● 注意床单平整，避免皱褶
	（4）将枕头移至近侧，协助老年人翻身侧卧于清洁大单上（面向护理人员），盖好被子，拉起近侧床档	● 注意保暖 ● 注意安全，防止发生坠床
	（5）护理人员转至床对侧，从床头至床尾松开床单，将床单向上卷起，再将污床单从床头卷向床尾放在污衣袋内。清扫褥垫上的渣屑（方法同前），撤下刷套，放在医疗垃圾桶内	
	（6）拉平老年人身下的清洁床单，平整铺于床褥上，方法同前，协助老年人平卧于床中间，盖好被子	
	5. 更换被套	
	（1）将盖于老年人身上的棉胎两侧及被尾展开，打开被套被尾开口端，一手抓住被套边缘，一手伸入被套中分别将两侧棉胎向中间对折；一手抓住被套被头部分，一手抓住棉胎被头部分，将棉胎呈"S"形从被套中撤出，折叠置于床尾。被套仍覆盖在老年人身体上	● 注意保暖，避免受凉，及时遮盖，保护隐私

续表 2-4

项目名称	操作步骤	要点与说明
操作过程	（2）取清洁被套平铺于污被套上,被套中线对准床中线。被套的被头部分置于老年人颈部,打开清洁被套被尾开口端,一手抓住棉胎被头部分将棉胎装入清洁被套内,在被套内将棉胎向两侧展开,从床头向床尾方向翻卷撤出污被套,放在污衣袋内	●更换被套时,避免遮住老年人口鼻
	（3）棉胎纵向两侧分别内折成被筒,被尾向内反折与床沿整齐	●确保老年人舒适、整洁 ●将棉胎装入被套内,被头部分应充实
	6. 更换枕套	
	（1）护理人员一手托起老年人头部,另一手撤出枕头	
	（2）将枕芯从枕套中撤出,将污枕头套放入污衣袋内	
	（3）在床尾部,取清洁枕套反转内面朝外,双手伸进枕套内撑开并抓住两内角,然后抓住枕芯两角,反转将枕套套好	
	7. 将枕头从老年人胸前放置左侧头部旁边,护理人员右手托起老年人头部,左手将枕头拉至老年人头下的适宜位置,枕套开口应背门	●套好的枕头应四角充实,枕套开口背门
	8. 协助老年人取舒适卧位,整理床单位	●床铺平整,保持舒适
	9. 整理用物,洗手	●减少致病菌传播

续表 2-4

项目名称	操作步骤	要点与说明
终末评价	1. 操作有序、方法正确	
	2. 注意保护老年人隐私、注意保暖	
	3. 关心老年人、动作轻柔、更换床上物品时注意观察老年人的反应,做好沟通,使老年人身心愉悦	

任务五　衣物更换

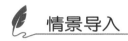 情景导入

情景描述:李爷爷,72 岁,脑中风后导致左侧肢体偏瘫,经治疗后现病情稳定,李爷爷能自行坐起,但独立穿脱衣服有困难。为了保持衣物清洁,促进舒适,现需给李爷爷进行床上更换衣裤,由于李爷爷肢体移动不便,护理人员需在床上协助李爷爷进行衣物更换。

请思考:

1. 如何给老年人进行床上衣物更换?

2. 为老年人(卧床老年人、偏瘫老年人)更换衣物时应注意什么?

1. 目的

(1)保持老年人清洁,使老年人感觉舒适。

(2)及时观察老年人皮肤变化,及时发现异常。

(3)促进老年人舒适,保持心情愉悦。

2. 评估老年人情况及观察要点

（1）评估老年人的精神状态、自理能力、合作程度。

（2）观察老年人的肢体活动状况。

（3）观察老年人的皮肤有无压疮、破溃等情况。

3. 操作要点

（1）老年人体位：坐位、侧卧位或仰卧位。

（2）动作轻柔、穿脱衣顺序正确，尤其是偏瘫老年人。

（3）根据季节调节合适的室内温度，避免老年人着凉。

4. 指导要点

（1）告知老年人衣物更换的目的、方法和配合要点。

（2）大浴巾要随时遮盖皮肤暴露处，保护老年人隐私。

（3）换衣时不要生拉硬拽，注意保护老年人安全。

5. 注意事项

（1）调节室温，以 22 ℃~26 ℃为宜，防止老年人受凉。

（2）操作过程中注意观察老年人的反应，询问老年人有无不适。

（3）给老年人穿脱衣裤时，要选择柔软、透气性好的棉质衣裤。

（4）尽量为老年人选择开襟上衣和松紧带的裤子。

6. 衣物更换操作规程

表 2-5　卧床老年人衣物更换操作规程

项目名称	操作步骤	要点与说明
操作准备	1. 护理人员准备:着装整洁、修剪指甲、去掉首饰,洗手、戴口罩	
	2. 环境准备:空气清新,环境整洁,温湿度适宜	
	3. 老年人准备:平卧于床上,能坐起者可取坐位,已排空大小便	
	4. 物品准备:大浴巾 1 条、清洁衣裤 1 套	●衣裤干净整洁,方便舒适
操作过程	1. 护理人员与老年人做好沟通,取得配合,检查皮肤情况及肢体活动程度	●耐心解释,取得配合
	2. 关闭门窗,调节室内温度,屏风遮挡	●避免着凉,注意隐私保护
	3. 安置体位:协助取坐位、侧卧或仰卧位	
	4. 更换套头上衣	
	(1)穿衣:将一侧衣袖从袖口处套入自己的手腕,用已套上衣袖的手抓住老年人对应的手,用另一只手将衣袖拉至老年人手臂上。同法穿另外一侧,最后套头。偏瘫老年人应先穿患侧,再穿健侧	●换衣时不要生拉硬拽,注意保护老年人身体疾患或疼痛部位 ●卧床老年人套头时要抬起颈肩部 ●注意保暖,避免受凉
	(2)脱衣:卧床老年人,先将衣服向上拉至胸部,协助老年人手部上举,脱去一侧衣袖,然后再脱去另一侧衣袖。偏瘫老年人应先脱健侧,再脱患侧	●脱去套头衣时要抬起颈肩部 ●注意保暖,避免受凉

续表 2-5

项目名称	操作步骤	要点与说明
操作过程	**5. 更换开襟上衣**	
	（1）穿衣：辨清衣服前后，老年人取坐位时，一手伸入患侧袖口内，从下方托住老年人腕关节，从患侧手臂套上袖子，协助穿健侧衣袖。拉平衣服，扣上纽扣。仰卧位或侧卧位时，穿完患侧后，协助患侧卧位把余下的衣服和袖子卷起后塞到健侧身下，再将老年人放平仰卧，从身下拉出衣袖，协助穿好健侧	● 确保室温合适，以老年人舒适为宜 ● 注意穿好衣服后，衣服要保持适当的松紧度，不要出现褶皱（防止产生摩擦力而导致的压疮）
	（2）脱衣：掀开盖被，解开上衣纽扣，协助老年人脱去一侧衣袖，其余部分平整地塞于老年人身下，然后从身体另一侧拉出衣服，脱下另一侧衣袖，偏瘫老年人先脱健侧，后脱患侧	
	6. 穿、脱裤子	
	（1）穿裤子：①护理人员左手臂从裤管口向上套入，左手轻握老年人脚踝，右手将裤管向老年人大腿方向提拉，同法穿好另一侧裤管，向上提拉裤腰至臀部，偏瘫老年人先穿患侧，再穿健侧。②协助老年人侧卧，然后将裤腰拉至腰部，取平卧位，系好裤带（老年人裤子选择松紧带的为宜）	● 动作轻快，注意大浴巾覆盖身体裸露部分，注意保暖 ● 确保老年人舒适、整洁

续表2-5

项目名称	操作步骤	要点与说明
操作过程	（2）脱裤子：①协助老年人取仰卧位，松开裤带，使老年人身体左倾，将裤子右侧部分向下拉至臀下，再协助老年人身体右倾，将裤子左侧部分向下拉至臀下。 ② 协助老年人屈膝，护理人员两手分别拉住老人两侧裤腰向下退至膝部以下，先脱健侧裤子后脱患侧	
	7. 协助老年人取舒适卧位，整理床单位	
	8. 整理用物，洗手	
终末评价	1. 操作有序、方法正确	
	2. 注意保护老年人隐私、注意保暖	
	3. 关心老年人、动作轻柔、更换衣裤时注意观察老年人的反应，做好沟通，使老年人身心愉悦	

（褚香梅 王高霞 孙茜宇）

任务六　口腔清洁

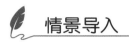 情景导入

　　情景描述:李爷爷,76岁,失能老年人,脑中风导致右侧肢体偏瘫,长期卧床无法自行刷牙,吞咽困难,言语不清,可床上自行翻身,只能进流质饮食。为增强舒适感、预防口腔感染,现遵医嘱对老年人进行口腔清洁。

　　请思考:

　　1.如何通过刷牙、棉棒擦拭给老年人进行口腔清洁?

　　2.口腔清洁应注意什么?

1.目的

　　(1)保持口腔清洁、湿润,预防口腔感染。

　　(2)祛除口臭、牙垢,增进食欲。

　　(3)观察口腔病情变化。

　　(4)自理老年人及上肢功能良好的半自理老年人通过漱口、刷牙的方法清洁口腔;不能自理老年人可采用棉棒擦拭法清洁口腔。

2.评估老年人情况及观察要点

　　(1)评估老年人的精神状态、自理能力、合作程度。

　　(2)观察老年人的口腔卫生状况:气味、义齿、清洁状况等。

　　(3)观察老年人的口腔黏膜情况:口唇色泽和湿润度、牙龈、舌苔等。

3. 操作要点

（1）老年人体位：侧卧或仰卧位、头偏向一侧。

（2）动作轻稳、口腔清洁顺序正确。

（3）水温适中，昏迷老年人禁忌漱口。

4. 指导要点

（1）告知老年人口腔清洁的目的、方法和配合要点。

（2）告知老年人采取侧卧或仰卧位、头偏向一侧，治疗巾平铺于颌下，弯盘置于口角旁。

（3）根据老年人口腔情况选择合适的漱口液，昏迷老年人禁忌漱口。

5. 注意事项

（1）有活动义齿者取下，用冷开水刷净，置清水中保存，每日换水1次。

（2）擦洗时动作要轻，以免损伤口腔黏膜及牙龈，特别是凝血功能较差的老年人。

（3）昏迷老年人禁忌漱口，开口器从臼齿处放入，牙关紧闭者不可使用暴力，以免造成损伤。

（4）擦洗时棉棒不宜过湿，防止因水分过多而造成误吸。发现老年人痰多时，要及时吸出。

（5）操作过程中及时运用肢体语言和非肢体语言疏导老年人的不良情绪，全程对老年人关心、关爱，体现人文关怀。

6. 口腔清洁操作规程

表2-6 老年人口腔清洁操作规程

项目名称	操作步骤	要点与说明
操作准备	1. 护理人员准备:着装整洁、修剪指甲、去掉首饰,洗手、戴口罩	
	2. 环境准备:安静、整洁、温湿度适宜	
	3. 老年人准备:与老年人沟通,解释操作的目的、过程,取得老年人配合	
	4. 物品准备:刷牙物品(牙刷1把、牙膏1只、漱口杯1个、一次性治疗巾1块、脸盆1个),棉棒擦拭物品(大棉棒1包、毛巾1条、弯盘1个),必要时备润唇膏1支	●水温适宜
操作过程	1. 护理人员与老年人做好沟通,取得配合	●耐心解释,取得配合
	2. 检查老年人的口腔黏膜、牙龈、舌苔、义齿等。有义齿者先取出(义齿用冷开水刷净,置清水中保存,每日换水1次)	●避免义齿脱落
	3. 洗手、铺巾、置弯盘:将一次性治疗巾铺于老年人颌下,弯盘置于口角旁	●避免打湿床铺,如打湿应及时更换
	4. 协助老年人刷牙	
	(1)安置体位:老年人取坐位,将一次性治疗巾铺于老年人面前,放稳脸盆	

续表2-6

项目名称	操作步骤	要点与说明
操作过程	（2）指导刷牙:在牙刷上挤好牙膏,水杯中盛2/3漱口水,水温适宜,漱口后开始刷牙	● 刷牙时间不少于3 min
	（3）协助漱口:刷牙完毕后协助老年人漱口,用毛巾擦净老年人口角水痕	
	5. 棉棒擦拭清洁口腔	
	（1）协助老年人取侧卧位或平卧位头偏向一侧（面向护理人员）;将治疗巾铺于老年人口角及胸前,弯盘置于口角边	
	（2）将棉棒用漱口液浸湿,进行口腔清洁。擦拭顺序:先湿润口唇;叮嘱老年人牙齿咬合,擦拭牙齿外侧面（由内而外纵向擦拭至门齿）;叮嘱老年人张口,依次擦拭牙齿内侧面、咬合面、颊部;同法擦拭对侧;最后擦拭上腭、舌面、舌下,擦拭动作要轻柔。擦拭结束后叮嘱老年人张口,检查是否擦拭干净;用毛巾擦净老年人口角水痕	●一根棉棒擦拭口腔一个部位 ●擦拭上腭及舌面时,位置不能太靠近咽部,以免引起老年人恶心、不适 ●棉棒蘸水不宜过多,以免擦拭牙齿时漱口水吸入老年人气管,引起呛咳的发生
	6. 擦拭口唇,必要时口唇涂擦润唇膏	●防止口唇干裂
	7. 撤去用物,协助老年人取舒适卧位,整理床单位	
	8. 整理用物,洗手、记录	●减少致病菌传播

续表 2-6

项目名称	操作步骤	要点与说明
终末评价	1. 操作有序、方法正确	
	2. 注意保护老年人安全、避免呛咳	
	3. 关心老年人、动作轻柔、口腔清洁时注意观察老年人的反应,做好沟通,使老年人身心愉悦	

任务七　床上洗发

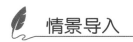 情景导入

情景描述:刘奶奶,70 岁,5 年前由于脑中风引起左侧肢体偏瘫,长期卧床,生活不能自理,由护理人员负责照护。为了保持日常清洁,促进舒适,现需给王奶奶进行头发清洁护理,由于王奶奶肢体移动不便,护理人员需在床上进行床上洗发。

请思考:

1. 如何给老年人进行床上洗发?

2. 床上洗发应注意什么?

1. 目的

(1)除去头发污秽及脱落的头屑,保持头发清洁,使老年人舒适。

(2)按摩头皮,促进其血液循环。

2. 评估老年人情况及观察要点

（1）评估老年人的精神状态、自理能力、合作程度。

（2）观察老年人的头发状况：头发的分布、光泽、清洁状况等。

（3）观察老年人的头皮状况：头皮有无损伤、瘙痒、感染等。

（4）评估环境温度，必要时屏风遮挡。

3. 操作要点

（1）老年人体位：仰卧位。

（2）动作轻稳、洗发顺序正确。

（3）水温适中，冬季注意保暖。

4. 指导要点

（1）告知老年人洗发的目的、方法和配合要点。

（2）告知老年人采取仰卧位，后颈部垫毛巾，耳朵塞棉球，眼睛盖纱布。

（3）洗发完毕要及时用毛巾擦干头发或用吹风机吹干，以免着凉。

5. 注意事项

（1）注意调节水温、室温，注意保暖，动作轻柔，及时擦干或吹干头发，以免着凉。

（2）洗发过程中，应防止污水溅入眼、耳，并避免沾湿衣、被。

（3）洗发时间不宜过长，以免引起头部充血、疲劳，造成老年人不适。

6.床上洗发操作规程

表 2-7　床上洗发操作规程

项目名称	操作步骤	要点与说明
操作准备	1. 护理人员准备:着装整洁、修剪指甲、去掉首饰,洗手、戴口罩	
	2. 环境准备:关闭门窗或屏风遮挡、室内温湿度适宜	
	3. 老年人准备:与老年人沟通,解释操作过程,取得配合	
	4. 物品准备:大、中毛巾各 1 条,小毛巾,护理垫,别针(或夹子),棉球 2 个(以不吸水棉为宜),眼罩或纱布,洗发液,纸袋,梳子,小镜子,量杯,带管洗头盆,热水桶(内盛 40 ℃~45 ℃温开水)2 个,污水桶	●水温适宜
操作过程	1. 护理人员与老年人做好沟通,取得配合	●耐心解释,取得配合
	2. 关闭门窗,调节室内温度,必要时遮挡	●避免着凉,注意隐私保护
	3. 洗手、铺巾松领:铺护理垫和大毛巾于枕上,松开衣领,衣领向内反折,将中毛巾围于老年人颈部,用安全别针固定	●保护床单、枕头、盖被不被沾湿
	4. 安置体位:协助老年人仰卧,头移至床边,移枕于肩下,屈膝使老年人安全舒适	
	5. 放洗头器:将带管洗头盆放于老年人头下,使老年人枕于洗头盆突起处(后颈部垫毛巾),洗头盆下水管接污水桶	●洗头器有马蹄形垫、洗头车、洗头盆等,根据情况进行选择

续表 2-7

项目名称	操作步骤	要点与说明
操作过程	6. 保护眼、耳:梳理头发,用棉球塞两耳,纱布或眼罩盖双眼	●防止操作中水流入眼睛和耳朵
	7. 洗发至净	
	(1)先用少许温开水放于老年人头部试温,询问感觉,确定水温后,充分润湿头发	●确保水温合适,以老年人舒适为宜
	(2)倒适量洗发液于手掌,涂遍头发,用手指指腹揉搓头皮,从发际到头顶,到两侧,再轻轻将老年人头部侧向一边,揉搓后枕部。如此反复揉搓和冲洗,直到干净为止	●洗发液不可直接涂抹头皮,以免因洗发液中的原料渗入皮肤而造成头皮伤害 ●揉搓力度适中,避免指甲搔抓,用指腹轻轻按摩,促进头皮血液循环
	8. 撤巾擦干:洗发毕,解下颈部毛巾包住头发并擦干,取下眼罩,取出耳道内的棉球	●及时擦干,避免着凉
	9. 撤洗头器:撤去洗头盆,并将枕头从老年人肩下移到头下,协助平卧	
	10. 梳理发型:解下包头的毛巾,梳顺头发,散开于枕上,用干毛巾反复擦拭头发或吹风机吹干,待干后梳理发型。脱落的头发置于纸袋	●确保老年人舒适、整洁 ●洗发时,随时观察老年人的反应,询问其感受。如有不适,应立即停止操作
	11. 协助老年人取舒适卧位,整理床单位	
	12. 整理用物,洗手、记录	●减少致病菌传播

续表2-7

项目名称	操作步骤	要点与说明
终末评价	1.操作有序、方法正确	
	2.注意保护老年人隐私、注意保暖	
	3.关心老年人、动作轻柔、洗发时注意观察老年人的反应,做好沟通,使老年人身心愉悦	

任务八　仪容仪表修饰

情景导入

情景描述:李爷爷,75岁,失智老年人,病情进行性加重,经常忘记发生的事和人,生活不能自理。不能根据天气情况加减衣物,胡子、指甲也不会自己修理,由护理人员负责照护。为了保持日常清洁,促进舒适,现需给李爷爷进行仪容仪表修饰护理,为其剃须和修剪指(趾)甲。

请思考:

1.如何为老年人剃须和修剪指(趾)甲,进行仪容仪表修饰?

2.剃须和修剪指(趾)甲时应注意什么?

1.目的

(1)除去面部较长胡须以及修剪指(趾)甲,保持面部和指(趾)甲清洁,使老年人舒适。

(2)按摩手、足部,促进其血液循环。

2.评估老年人情况及观察要点

（1）评估老年人的精神状态、自理能力、合作程度。

（2）观察老年人的胡须状况：胡须的硬度、长度、清洁状况等。

（3）观察老年人的指（趾）甲状况：指（趾）甲有无损伤、长度、清洁状况等。

（4）评估环境温度，必要时屏风遮挡。

3.操作要点

（1）老年人体位：仰卧位或坐位。

（2）动作轻稳、避免损伤，注意老年人安全。

（3）水温适中，冬季注意保暖。

4.指导要点

（1）告知老年人剃须和修剪指（趾）甲的目的、方法和配合要点。

（2）告知老年人采取仰卧位或坐位，颈下垫毛巾，手或足下铺垫纸巾。

（3）胡须较为坚硬时，可先用温热毛巾热敷 5~10 min。

5.注意事项

（1）剃须时，要绷紧皮肤，以免刮伤。

（2）老年人指（趾）甲较硬时，用温水浸泡或温热毛巾包裹片刻，再进行修剪。

（3）修剪指（趾）甲时，避免损伤皮肤；修剪后的指（趾）甲边缘要锉光滑，不可有毛刺。

6. 剃须、修剪指(趾)甲(仪容仪表修饰)操作规程

表 2-8　剃须、修剪指(趾)甲(仪容仪表修饰)操作规程

项目名称	操作步骤	要点与说明
操作准备	1. 护理人员准备:着装整洁、修剪指甲、去掉首饰,洗手、戴口罩	
	2. 环境准备:光线充足、关闭门窗、室内温湿度适宜	
	3. 老年人准备:与老年人沟通,解释操作过程,取得配合	
	4. 物品准备:剃须物品〔电动或手动剃须刀、毛巾 2 条、润肤油、脸盆(内盛 40 ℃ ~ 45 ℃ 温开水)〕,修剪指(趾)甲物品(指甲刀、纸巾)	● 水温适宜
操作过程	1. 护理人员与老年人做好沟通,取得配合	● 耐心解释,取得配合
	2. 关闭门窗,调节室内温度,必要时遮挡	● 避免着凉,注意隐私保护
	3. 洗手、铺巾松领:铺毛巾于颈下,松开衣领	
	4. 安置体位:协助老年人仰卧位或坐位,屈膝使老年人安全舒适	
	5. 剃须	
	(1)清洁皮肤:剃须前首先清洁皮肤,脸上、胡须上勿留有污物或尘埃	● 剃须前先清洁皮肤,去除污物,避免剃须刀碰伤皮肤,引起皮肤感染

续表 2-8

项目名称	操作步骤	要点与说明
操作过程	（2）热敷:先用温热毛巾热敷 5~10 min,软化胡须	
	（3）剃须:一手绷紧皮肤,一手打开电动剃须刀开关,按照从左到右、从上到下的顺序剃须,先顺毛孔剃刮,后逆毛孔剃刮,再顺刮一次即可剃净	●剃须时绷紧皮肤,避免刮伤 ●剃须完毕,检查是否刮净,有无遗漏
	（4）皮肤保养:剃须完毕,用毛巾擦拭剃须部位,检查是否刮净,有无遗漏部位,涂擦润肤油	
	6. 修剪指（趾）甲	●15 天左右修剪 1 次
	（1）软化指（趾）甲:将老年人的手或足泡到温水中,清洗双手（双足）,软化指（趾）甲	
	（2）修剪指（趾）甲:在老年人手或足下铺垫纸巾,护理人员左手握住老年人一只手的手指（或足的脚趾）,右手持指甲刀弧形修剪,直至全部指（趾）甲修剪至适宜长度	●注意老年人安全,避免损伤皮肤 ●修剪指（趾）甲长度与指端平齐或稍短一些为宜 ●手指圆剪,脚趾平剪
	（3）锉平边缘:用指甲锉逐一修理锉平指（趾）甲边缘毛刺	
	7. 协助老年人取舒适卧位,整理床单位	
	8. 整理用物:用纸巾包裹指（趾）甲碎屑丢入垃圾桶内、洗手、记录	●减少致病菌传播

续表 2-8

项目名称	操作步骤	要点与说明
终末评价	1. 操作有序、方法正确	
	2. 注意保护老年人隐私、注意保暖	
	3. 关心老年人、动作轻柔、剃须或修剪指（趾）甲时注意观察老年人的反应，做好沟通，使老年人身心愉悦	

任务九　皮肤清洁护理

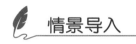

情景导入

情景描述：张奶奶，76 岁，2 年前由于脑卒中引起右侧肢体偏瘫，长期卧床，生活不能自理，由护理人员负责照护。为了保持日常清洁，促进舒适，现需给张奶奶进行皮肤清洁护理，护理人员根据张奶奶的实际情况选择合适的沐浴方式。

请思考：

1. 如何给老年人进行洗澡（淋浴、盆浴、床上擦浴）护理？

2. 洗澡（淋浴、盆浴、床上擦浴）时应注意什么？

1. 目的

（1）除去身体污秽，保持皮肤清洁，使老年人舒适。

（2）促进皮肤血液循环，增强其排泄功能。

（3）预防皮肤感染及压疮等并发症。

（4）观察老年人一般情况,提供疾病信息。

（5）活动肢体,防止肌肉挛缩和关节僵硬等并发症。

2. 评估老年人情况及观察要点

（1）评估老年人的精神状态、自理能力、合作程度。

（2）观察老年人的皮肤状况:皮肤完整性、色泽、温度、弹性、感觉、清洁状况等。

（3）观察老年人的肢体活动情况:肢体活动度、肌力等。

（4）评估环境温度,关闭门窗,屏风遮挡。

3. 操作要点

（1）老年人体位:根据老年人情况选择淋浴、盆浴或床上擦浴后,协助老年人采取不同的体位。

（2）动作轻稳、洗澡顺序正确。

（3）水温适中,冬季注意保暖。

4. 指导要点

（1）告知老年人洗澡的目的、方法和配合要点。

（2）告知老年人采取坐位或侧卧位。

（3）洗澡完毕要及时用大毛巾擦干身体或用毛巾包裹身体,以免着凉。

5. 注意事项

（1）注意调节水温（40 ℃左右为宜）、室温（24 ℃~26 ℃）,注意保暖,动作轻柔,及时擦干或包裹身体,以免着凉。

（2）洗澡过程中应遵循节力原则。

（3）掌握洗澡（淋浴、盆浴、床上擦浴）的步骤,必要时更换温水。

（4）注意观察老年人反应。一般擦洗应在 15~30 min 内完成,以免引起老年人不适。

6. 洗澡（淋浴、盆浴、床上擦浴）操作规程

表 2-9　洗澡（淋浴、盆浴、床上擦浴）操作规程

项目名称	操作步骤	要点与说明
操作准备	1. 护理人员准备:着装整洁、修剪指甲、去掉首饰,洗手、戴口罩	
	2. 环境准备:关闭门窗或屏风遮挡、室内温湿度适宜	●调节室温 24 ℃~26 ℃
	3. 老年人准备:与老年人沟通,解释操作过程,取得配合	
	4. 物品准备:根据不同沐浴方式选择适宜的物品（详见洗浴方式）	●水温适宜,物品准备齐全,按顺序摆放
操作过程	1. 护理人员与老年人做好沟通,取得配合	●耐心解释,取得配合
	2. 关闭门窗,屏风遮挡,调节室内温度 24 ℃以上,按需给予便盆	●避免着凉,注意隐私保护
	3. 淋浴	
	（1）洗浴前做好物品准备:淋浴设施、毛巾 1 条、浴巾 1 条、搓澡巾、浴液、洗发液、清洁衣裤 1 套、梳子、洗澡椅、防滑拖鞋或防滑垫、必要时备吹风机,如需要时备便盆,治疗车下层备生活垃圾桶、医用垃圾桶	●物品准备齐全,按顺序摆放

续表 2-9

项目名称	操作步骤	要点与说明
操作过程	（2）洗手,放置洗澡椅,地面放置防滑垫	●保护老年人安全,防止滑倒
	（3）安置体位:搀扶或轮椅运送老年人,穿防滑拖鞋进入浴室,坐稳后再进行洗浴	
	（4）脱去衣裤:护理人员协助老年人脱去衣裤,一侧肢体活动障碍时,应先脱健侧,再脱患侧	●动作轻柔
	（5）保护安全:搀扶老年人坐稳,叮嘱老年人双手握住洗澡椅扶手	
	（6）调节水温:先开冷水开关,再开热水开关,调节水温约 40 ℃ 为宜,护理人员可伸手触水,温热不烫手即可	
	（7）洗发:叮嘱老年人身体靠近椅背,头稍后仰,护理人员手持花洒淋湿头发;涂擦洗发液后双手指揉搓头发,按摩头皮;揉搓方向自发际向头顶部;再用花洒将洗发液全部冲洗干净,关闭开关后用毛巾擦干老年人面部及头发	●按摩头皮力量适中,观察并询问老年人有无不适 ●防止操作中水流入眼睛和耳朵
	（8）清洁身体:老年人双足感受水温,确保水温合适后,护理人员手持花洒淋湿老年人身体;套上搓澡巾擦拭老年人颈部、耳后、胸腹部、双上肢、背部、双下肢,最后擦洗会阴部、臀部及双足。用清水冲洗干净	●清洁身体顺序正确

续表 2-9

项目名称	操作步骤	要点与说明
操作过程	(9)涂抹浴液:护理人员取少量洁面液为老年人清洁面部,并将浴液涂抹全身,再用花洒将面部及全身浴液冲洗干净后关闭开关	
	(10)擦干更衣:护理人员用毛巾迅速擦干老年人面部及头发,用浴巾包裹老年人身体,为老年人更换清洁衣裤	●洗澡后迅速用浴巾包裹老年人身体,避免受凉
	(11)整理用物:护理人员将用物放回原处,开窗通风,擦干浴室地面,清洗浴巾、毛巾及老年人换下的衣裤	
	4. 盆浴	
	(1)洗浴前做好物品准备:毛巾 2 条、方毛巾 1 条、浴巾 2 条、棉球 2 个、浴液、洗发液、手套、清洁衣裤、浴盆、脸盆、污水桶,必要时备吹风机,如需要时备便盆,治疗车下层备生活垃圾桶、医用垃圾桶	●物品准备齐全,按顺序摆放
	(2)洗手,放置浴盆,地面放置防滑垫	●防止老年人滑倒
	(3)盆浴前给老年人喝 200 mL 左右温水,并协助老年人排便;关闭门窗、屏风遮挡、调节室温 24 ℃ 以上	●进餐 1 h 后洗浴,禁忌空腹或饱餐后洗浴;洗澡时容易脱水,协助老年人喝温开水
	(4)安置体位:护理人员两脚分开与肩同宽,站稳,搀扶老年人坐到浴盆里,头枕在浴盆头端,老年人取半坐卧位,双膝屈起保持身体稳定,护理人员注意保护老年人安全	●保护老年人安全,防止滑倒

续表2-9

项目名称	操作步骤	要点与说明
操作过程	（5）脱去衣裤:护理人员协助老年人脱去衣裤,取浴巾遮盖	●老年人身体暴露部位要及时遮盖,以免受凉
	（6）洗发:叮嘱老年人闭眼、双耳塞棉球;使用花洒为老年人洗发,动作轻柔、力量适中,洗发顺序正确;洗发后毛巾擦拭头发后包裹,取出双耳棉球	●普通棉球即可,医用棉球吸水不能使用
	（7）清洁面部:使用方毛巾为老年人依次擦洗眼睛、额部、鼻部、面颊、颈部并擦干	●洗澡时注意观察老年人反应,询问老年人有无不适
	（8）清洗身体:护理人员使用花洒为老年人先清洗上身;毛巾涂浴液揉搓起泡后,从下向上擦洗手臂、"8"字形擦洗胸部、环形擦洗腹部,取花洒淋水冲洗干净;协助老年人侧身,擦洗骶尾部至颈部、再向下螺旋擦洗两侧背部、环形擦洗臀部,冲净浴液,并用浴巾依次沾干;然后清洗腿部、足部,最后清洗会阴部,由阴阜向下至肛门,两侧腹股沟轻轻擦拭直至清洁后擦干	●老年人身体皮肤脆弱,揉搓时掌握力度,避免损伤 ●洗澡过程中动作轻柔、熟练、准确、快捷、节力、安全,时间不宜过长,一般30 min内完成 ●擦洗会阴部忌用浴液,避免刺激或破坏局部酸碱平衡
	（9）整理用物:用浴巾擦干老年人全身和浴盆水迹,更换浴巾遮盖身体,协助老年人上床取舒适卧位	
	（10）更换衣裤:护理人员为老年人更换干净衣裤,盖好盖被	

续表 2-9

项目名称	操作步骤	要点与说明
操作过程	5. 床上擦浴	
	(1)洗浴前做好物品准备:治疗盘内备浴巾 2 条、毛巾(大、小) 2 条、浴皂、小剪刀、梳子、浴毯、50%乙醇、护肤用品(润肤剂、爽身粉),治疗盘外备脸盆 2 个、水桶 2 个(一桶盛有 50 ℃~52 ℃热水)、清洁衣裤和被服、手消毒液,如需要时备便盆,治疗车下层备生活垃圾桶、医用垃圾桶	●物品准备齐全,按顺序摆放
	(2)洗手,与老年人沟通,取得配合	●耐心解释,取得配合
	(3)关闭门窗,屏风遮挡,调节室温 24 ℃以上,松开床尾盖被,协助老年人排便	●擦浴尽量在饭后 1 h 进行,以免影响消化
	(4)解开衣服第一粒纽扣,脸盆内倒入 2/3 热水,水温 50 ℃~52 ℃	●确保水温合适,以老年人舒适为宜
	(5)擦洗面部、颈部:①铺浴巾于枕头上;②将微温小毛巾叠成手套状为老年人擦洗面部及颈部;③擦洗眼部,用小毛巾不同部位由内眦擦向外眦;④擦洗脸、鼻、颈部,顺序为前额、颊部、鼻翼、耳后、下颌直至颈部	●擦浴力量适中,以能促进皮肤血液循环并刺激肌肉组织为宜
	(6)擦洗上肢:①盖被下为老年人脱上衣(先脱健侧,后脱患侧),将浴巾铺于老年人一侧手臂下面;②掀开盖被一角,浴巾包好手臂,浸湿毛巾,拧干呈手套状缠在手上;③护理人员从下向上擦洗老年人手臂,至腋下时抬高或外展手臂,浴巾包裹边按摩边擦干;④同样方法擦洗对侧;⑤浴巾放于床边,将脸盆放在浴巾上,老年人双手泡于脸盆内,洗净并擦干双手	●擦浴顺序正确(双上肢、双下肢,由远心端向近心端擦洗) ●每擦一个部位均应在其下面垫浴巾,以免弄湿床铺 ●擦浴过程中随时观察老年人反应,并防止老年人坠床、受凉、晕厥、烫伤等

续表 2-9

项目名称	操作步骤	要点与说明
操作过程	(7)擦洗胸、腹部：①换水，将浴巾向里平移，覆盖胸部，盖被打开呈一个大三角；②浸湿毛巾，拧干缠在手上，"8"字形擦洗胸部至脐部，浴巾包裹擦干；③洗、拧干毛巾，缠绕毛巾呈手套状擦洗腹部，以脐为中心，顺结肠走向擦洗，用浴巾擦干	●擦洗女性乳房时应环形用力，并注意脐部和女性乳房下部的清洁
	(8)擦洗背部：①侧卧，拉开对侧床档，让老年人屈臂放胸，双腿屈曲，先移向床沿，协助老年人侧卧，覆盖浴巾；②依次擦洗后颈、背部、臀部；③从腰际线开始，由下往上开始擦洗后背至颈部；④转身环形擦洗臀部、肛门；⑤浴巾擦干后为老年人涂爽身粉，由下往上涂擦，最后用50%乙醇按摩背部及受压部位	●观察老年人背部皮肤情况，必要时，擦洗后用按摩油为老年人按摩
	(9)更衣平卧：协助老年人穿上衣，先穿患侧，再穿健侧，助老年人平卧	
	(10)擦洗下肢：①为老年人垫浴巾，脱裤子，换干净温水，盖被下浴巾包裹双腿、脚踝；②露出近侧下肢，依次擦洗踝部、膝关节、大腿；③先洗内侧再洗外侧，由下往上洗至腹股沟，外侧由下往上洗至髋部，叮嘱老年人屈膝从脚踝洗至臀部，浴巾擦干；④同样的方法擦洗对侧	●减少身体暴露，保护老年人隐私 ●由远心端向近心端擦洗，促进老年人静脉回流
	(11)浸泡双足：①托起老年人腿，浴巾下移至足部准备洗脚；②将盆放在床尾，让老年人将对侧脚放入盆里，分四面洗，足背→对侧面→近侧面→足底；③擦干后同样的方法擦洗近侧脚；④取走足浴盆，浴巾擦干双足，酌情擦拭润肤露	

续表 2-9

项目名称	操作步骤	要点与说明
操作过程	（12）清洗会阴：①换水、盆和毛巾，盖好上、下肢，只暴露会阴部，协助老年人清洗会阴；②老年人不能自行清洗，由护理人员完成	● 保护老年人隐私
	（13）穿裤梳发：①更换清洁裤子，需要时修剪指（趾）甲；②酌情在骨骼隆突部用50%乙醇按摩，预防压疮的发生；③协助老年人取舒适卧位，梳理头发	● 维护老年人形象
	（14）整理床单位，开窗通风	
	6. 整理用物，洗手、记录	● 减少致病菌传播
终末评价	1. 操作有序、方法正确	
	2. 注意保护老年人隐私、注意保暖	
	3. 关心老年人、动作轻柔、洗澡时注意观察老年人的反应，做好沟通，使老年人身心愉悦	

任务十　压疮的预防及护理

情景导入

　　情景描述：刘爷爷，73岁，3年前由于脑卒中引起右侧肢体偏瘫，长期卧床，生活不能自理，由护理人员负责照护。为了预防老年人发生压疮，提升舒适度，现需给刘爷爷进行预防压疮的护理，由于刘爷爷长期卧床，肢体移动不便，护理人员需每天定时为其进行压疮的预防及护理。

请思考:

1.如何给老年人进行压疮的预防及护理?

2.进行压疮护理时应注意什么?

1.目的

(1)预防老年人发生压疮,保持皮肤完整性,使老年人舒适。

(2)通过按摩刺激血液循环,可有效预防压疮。

2.评估老年人情况及观察要点

(1)评估老年人的精神状态、自理能力、合作程度。

(2)观察老年人身体受压部位的皮肤状况:完整性、色泽、弹性、温度、清洁状况等。

(3)观察老年人营养状况、肢体活动情况等。

(4)评估环境温度,必要时屏风遮挡。

3.操作要点

(1)老年人体位:仰卧位、健侧卧位、患侧卧位。

(2)动作轻稳、皮肤压疮护理顺序正确。

(3)水温适中,冬季注意保暖。

4.指导要点

(1)告知老年人压疮护理的目的、方法和配合要点。

(2)告知老年人加强营养,增加皮肤抵抗力和压疮创面愈合能力。

(3)指导功能障碍的老年人尽早开始患侧肢体功能锻炼。

5. 注意事项

（1）为预防压疮的发生，需要为老年人定时翻身，一般每 2 h 翻身 1 次。

（2）评估和确定老年人发生压疮的危险程度，采取预防措施。

（3）对出现压疮的老年人，评估压疮的部位、面积、分期、有无感染等。

（4）注意保持老年人的皮肤清洁干燥。

（5）与老年人沟通，提供心理支持及压疮护理的健康指导。

6. 压疮的预防及护理操作规程

表 2-10　压疮的预防及护理操作规程

项目名称	操作步骤	要点与说明
操作准备	1. 护理人员准备：着装整洁、修剪指甲、去掉首饰，洗手、戴口罩	
	2. 环境准备：关闭门窗或屏风遮挡、室内温湿度适宜	
	3. 老年人准备：与老年人沟通，解释操作过程，取得配合	
	4. 物品准备：3~5 个软枕（其中 1 个长软枕）、毛巾、浴巾、50% 乙醇、脸盆（内盛 50 ℃~52 ℃温开水）、生活垃圾桶、医用垃圾桶	● 水温适宜
操作过程	1. 护理人员与老年人做好沟通，取得配合	● 耐心解释，取得配合
	2. 关闭门窗，调节室内温度，必要时遮挡、洗手	● 避免着凉，注意隐私保护
	3. 翻身为患侧卧位	
	（1）护理人员站在老年人右侧，拉下床档，盖被"S"形折叠于对侧	

续表 2-10

项目名称	操作步骤	要点与说明
操作过程	（2）协助老年人向内移动,向右转头,双手放在胸腹前,支起双腿	
	（3）护理人员右手扶住髋部,左手扶住肩部,进行整体翻身	
	（4）老年人颈肩部下垫软枕,左臂抱软枕,右臂向前伸直,手心向上,垫软枕	●老年人右臂为患侧,用软枕垫平,可以促进血液循环
	（5）右下肢向后伸,左膝关节向前屈曲90°,两小腿下垫软枕	●两小腿下垫软枕,可为膝关节和踝关节减压
	（6）盖好盖被,拉起床档	●每2 h翻身1次
	4.翻身为平卧位	
	（1）放下床档,打开盖被,撤掉软枕	
	（2）老年人头部放平,协助老年人双手放在腹部	
	（3）护理人员左手扶住老年人肩部,右手托起双膝,翻身为平卧位,放平老年人双下肢	
	（4）在老年人双上肢、双膝下垫软枕	
	（5）盖好盖被,拉起床档	
	5.翻身为健侧卧位	
	（1）拉下床档,打开盖被,撤掉软枕	
	（2）将老年人向内移动,向左转头,双手放于腹部,支起双腿	

续表 2-10

项目名称	操作步骤	要点与说明
操作过程	（3）护理人员左手扶住老年人髋部，右手扶肩部，整体翻身	●翻身时将老年人抬起，避免拖、拉、拽等动作，以免损伤老年人皮肤
	（4）颈肩部垫软枕，老年人右臂向前伸直，手心向下，臂下垫软枕	
	（5）老年人左下肢向后伸，右膝关节向前屈曲 90°，两小腿下垫软枕	●翻身过程中，注意检查皮肤，发现异常，及时报告
	（6）盖好盖被，拉起床档	
	6.铺巾、擦洗	
	（1）安置体位：协助老年人侧卧，背对护理人员	
	（2）铺浴巾一半于老年人身下，一半盖在身上	
	（3）备温水：调节水温为 50 ℃～52 ℃	●调好水温，避免老年人受凉
	（4）擦洗清洁皮肤：温水浸湿小毛巾，包裹于手上呈手套状，擦洗老年人背部，依次从颈部→肩部→背部→臀部擦洗，擦洗 2～3 遍	
	7.按摩	
	（1）护理人员双手掌蘸取 50% 乙醇于大、小鱼际开始按摩	

续表 2-10

项目名称	操作步骤	要点与说明
操作过程	（2）从臀部向上开始沿脊椎两旁环形按摩，力度适中，到肩部时用力稍轻，以环形按摩再向下至骶尾部	●按摩力度适中，用指腹轻轻按摩，促进血液循环
	（3）双手拇指指腹蘸取50%乙醇由骶尾部沿脊椎按摩至第七颈椎，力度适中，如此反复按摩数次	
	（4）受压部位局部按摩：双手掌蘸取50%乙醇以大、小鱼际紧贴皮肤，做压力均匀向心性按摩，由轻至重，再由重至轻，按摩颈部、肩胛部、肘部、骶尾部、足跟、膝内外侧、踝内外侧等压疮好发部位，每个部位3~5 min	●若受压部位在解除压力30 min后，红斑仍不消退者，禁止按摩发红部位皮肤
	（5）按摩完毕，用浴巾擦拭皮肤上的酒精，拉下衣服，盖好盖被	
	8.协助老年人取舒适卧位	●尽量选择老年人舒适，又能减少或避免剪切力、摩擦力的体位。如侧卧时角度小于30°，抬高床头时角度小于30°
	9.整理床单，保持床单清洁、干燥、平整	
	10.整理用物，洗手，记录翻身时间、体位、皮肤情况	●记录准确全面

续表 2-10

项目名称	操作步骤	要点与说明
终末评价	1. 操作有序、方法正确	
	2. 注意保护老年人隐私、注意保暖	
	3. 关心老年人、动作轻柔、按摩时注意观察老年人的反应,做好沟通,使老年人身心愉悦	

（王高霞　褚香梅　王珊珊）

第三节　老年人排泄照护技术

任务十一　协助如厕

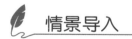
情景导入

　　情景描述:刘奶奶,78 岁,轻度失智老年人,能自行走路,入住养老机构前因大小便失控,经常尿裤子。护理人员小李观察、了解老年人情况后,定时提醒老年人如厕。现吃完早餐后,小李要协助刘奶奶如厕。

　　请思考:

　　1. 如何协助老年人如厕?

　　2. 协助老年人如厕时需注意什么?

1. 目的

（1）满足老年人大小便需求，使老年人舒适。

（2）保证老年人如厕中的安全，避免滑倒、跌伤等意外的发生。

2. 评估老年人情况及观察要点

（1）评估老年人的精神状态、自理能力、合作程度。

（2）观察老年人身体状况及行走能力。

（3）评估环境：整洁、地面无水渍，必要时屏风遮挡。

3. 操作要点

（1）协助如厕过程中老年人体位转移的方法正确。

（2）操作中保护老年人的隐私。

4. 指导要点

（1）告知老年人操作的目的、方法和配合要点。

（2）告知老年人如厕时不可闩门，若有异常情况应及时呼喊护理人员。

（3）告知老年人不可蹲厕过久，起身时动作要慢，避免跌倒。

5. 注意事项

（1）协助老年人排泄时，要注意保护老年人隐私。

（2）卫生间应设有安全扶手，方便老年人坐下和站立。

（3）卫生间地面应保持整洁，无水渍，以免老年人滑倒。

6. 协助如厕操作规程

表 2-11　协助如厕操作规程

项目名称	操作步骤	要点与说明
操作准备	1. 护理人员准备:着装整洁、修剪指甲、去掉首饰,洗手、戴口罩	
	2. 环境准备:关闭门窗或屏风遮挡、温湿度适宜、地面无水渍	
	3. 老年人准备:了解操作目的,能够积极配合	
	4. 物品准备:卫生间有坐便器及扶手设施、卫生纸,必要时备床旁坐便椅	
操作过程	1. 护理人员与老年人做好沟通,取得配合	● 耐心解释,取得配合
	2. 关闭门窗,调节室内温度,必要时遮挡	● 避免着凉,注意隐私保护
	3. 护理人员搀扶老年人进入卫生间,协助其转身面对护理人员,叮嘱老年人双手扶住坐便器旁的扶手	● 不能行走的老年人可使用床旁坐便椅
	4. 护理人员一手搂抱老年人腋下(或腰部),另一手协助老年人(或老年人自己)脱下裤子	
	5. 护理人员双手环抱老年人腋下,协助老年人缓慢坐在坐便器上,叮嘱老年人双手扶住坐便器旁的扶手进行排便	● 老年人进入卫生间后不宜锁门,将"正在使用"牌挂在门外

续表 2-11

项目名称	操作步骤	要点与说明
操作过程	6. 排便结束后,由老年人自己擦净肛门,或老年人身体前倾,由护理人员协助擦拭	●排泄后老年人起身时速度要慢 ●由前向后擦拭肛门
	7. 老年人自己借助卫生间扶手支撑身体起身,穿好裤子	●必要时由护理人员协助老年人起身并穿好裤子
	8. 按压坐便器开关冲水	
	9. 协助老年人洗手,护理人员搀扶老年人回房间休息	
	10. 开窗通风,清洗坐便器或坐便椅	
	11. 护理人员洗手,记录	●记录排泄的次数、量、颜色
终末评价	1. 操作有序、方法正确	
	2. 注意保护老年人安全,做好隐私保护	
	3. 关心老年人、动作轻柔,排泄过程中注意观察老年人的反应,做好沟通,使老年人身心愉悦	

任务十二　便器使用

 情景导入

情景描述:王奶奶,76岁,5年前由于脑中风引起左侧肢体偏瘫,长期卧床,生活不能自理,排泄需在床上进行,护理人员小张负责照护王奶奶。现在王奶奶要求小张帮助其在床上使用便器大小便。

请思考:

1. 如何协助老年人使用床上便器?

2. 协助老年人使用床上便器时需注意什么?

1. 目的

(1)满足老年人大小便需求,使老年人舒适。

(2)帮助老年人养成规律排便的习惯。

2. 评估老年人情况及观察要点

(1)评估老年人的精神状态、身体状况及合作程度。

(2)评估环境:整洁、安静、安全,必要时屏风遮挡。

3. 操作要点

(1)便器应无破损,避免损伤老年人臀部皮肤。

(2)操作中保护老年人的隐私。

4. 指导要点

(1)告知老年人操作的目的、方法和配合要点。

(2)操作时及时了解老年人需求。

5.注意事项

（1）协助老年人排泄时,要注意保护老年人隐私。

（2）老年人排便时注意保暖,避免着凉。

（3）便器使用前应检查有无破损,冬天适当加温。

6.便器使用操作规程

表 2-12　便器使用操作规程

项目名称	操作步骤	要点与说明
操作准备	1.护理人员准备:着装整洁、修剪指甲、去掉首饰,洗手、戴口罩	
	2.环境准备:整洁、安静、安全,关闭门窗或屏风遮挡	
	3.老年人准备:了解操作目的,能够积极配合	
	4.物品准备:便盆（上覆盖便盆巾）、卫生纸、一次性护理垫、毛巾被、尿壶,必要时备毛巾、水盆	
操作过程	1.护理人员与老年人做好沟通,取得配合	●耐心解释,取得配合
	2.关闭门窗,调节室内温度,必要时屏风遮挡	●避免着凉,注意隐私保护
	3.协助老年人取仰卧位,将老年人下半身盖被折叠于对侧	
	4.护理人员轻轻托起老年人腰骶部,将一次性护理垫垫于老年人腰及臀部下方	●老年人身体情况允许者,叮嘱老年人双脚蹬床面配合抬起臀部

续表 2-12

项目名称	操作步骤	要点与说明
操作过程	5.脱裤子至膝部,协助老年人两腿屈膝	●肢体活动障碍的老年人,将软枕垫于膝下
	6.帮助老年人使用便器排便	
	(1)护理人员托起老年人腰骶部20～30 cm,将便盆放置于老年人臀下;腰部不能抬起的老年人,可协助老年人取侧卧位,腰部放软枕,便盆扣于臀部,再协助老年人平卧,调整便盆位置	●便盆阔边朝向老年人头部 ●不可硬塞或硬拉便盆,以免损伤老年人臀部皮肤
	(2)为防止尿液飞溅,女性会阴部盖上卫生纸,男性放上尿壶,膝盖并拢,盖上毛巾被	
	(3)排便结束后,护理人员轻轻托起老年人腰骶部,取出便盆;臀部不能抬起的老年人,护理人员可一手扶住便盆,一手协助老年侧卧,取出便盆	●老年人身体情况允许者,叮嘱老年人双脚蹬床面配合抬起臀部
	(4)为老年人擦净肛门	●擦拭方向由前至后
	(5)使用温水为老年人清洗肛门并擦干,协助老年人穿好裤子,撤下一次性护理垫,为老年人盖好被子	
	7.帮助老年人使用尿壶排尿	
	(1)男性:护理人员协助老年人取侧卧位,膝盖并拢,面向护理人员。将阴茎插入尿壶接尿口,用手握住尿壶把处固定。阴茎不易插入者,护理人员戴一次性手套将其插入	

续表 2-12

项目名称	操作步骤	要点与说明
操作过程	（2）女性:护理人员协助老年人取仰卧位,屈膝双脚稍微分开,护理人员将尿壶开口边紧挨老年人会阴部放置,为防止尿液飞溅,在老年人会阴上部盖上卫生纸	
	（3）排尿结束后撤下尿壶,协助老年人穿好裤子,撤下一次性护理垫,为老年人盖好被子	
	8. 开窗通风,处理排泄物,清洗便盆或尿壶	
	9. 必要时协助老年人洗手,护理人员洗手、记录	●记录排泄的次数、量、颜色
终末评价	1. 操作有序、方法正确	
	2. 注意保护老年人安全,做好隐私保护	
	3. 关心老年人、动作轻柔,排泄过程中注意观察老年人的反应,做好沟通,使老年人身心愉悦	

任务十三　更换纸尿裤、尿垫

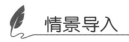 情景导入

情景描述:陈爷爷,76 岁,失智老年人,大小便失禁且排便后不自知,为保持床上用物的整洁、干燥,陈爷爷卧床时使用尿垫。护理人员小张在查房时发现,尿垫已渗湿,需要更换。

请思考:

1.如何为老年人更换尿垫?

2.为老年人更换尿垫时需注意什么?

1.目的

(1)为大小便失禁的老年人更换一次性尿垫、尿裤,提升老年人舒适度。

(2)保护老年人皮肤清洁、干燥,预防压疮、湿疹等并发症。

2.评估老年人情况及观察要点

(1)评估老年人的精神状态、身体状况及合作程度。

(2)观察老年人排便失禁类型以及局部皮肤情况。

(3)评估环境:整洁、安静、安全,必要时屏风遮挡。

3.操作要点

(1)操作中保护老年人的隐私。

(2)注意环境温度调控,避免老年人着凉。

(3)观察老年人局部皮肤情况,避免并发症的发生。

4. 指导要点

(1)告知老年人操作的目的、方法和配合要点。

(2)操作时及时了解老年人需求。

5. 注意事项

(1)关注老年人心理状况,必要时进行心理疏导,减轻紧张、焦虑和自卑心理。

(2)操作过程中动作轻柔、敏捷,注意老年人保暖及隐私保护,防止擦伤老年人的皮肤。

(3)对于排便失禁的老年人,指导其多饮水,预防泌尿系统感染。

(4)根据老年人情况,指导老年人训练膀胱功能及锻炼盆底肌。

(5)注意观察老年人皮肤情况,防止压疮发生。

(6)更换尿垫或纸尿裤要及时,防止皮肤发生湿疹。

6. 更换纸尿裤、尿垫操作规程

表 2-13　更换纸尿裤、尿垫操作规程

项目名称	操作步骤	要点与说明
操作准备	1. 护理人员准备:着装整洁、修剪指甲、去掉首饰,洗手、戴口罩	
	2. 环境准备:整洁、安静、安全,关闭门窗或屏风遮挡	
	3. 老年人准备:了解操作目的,能够积极配合	
	4. 物品准备:一次性尿垫或纸尿裤、手纸、屏风、水盆、毛巾及温水	

续表 2-13

项目名称	操作步骤	要点与说明
操作过程	1. 护理人员与老年人做好沟通,取得配合	●耐心解释,取得配合
	2. 关闭门窗,调节室内温度,必要时屏风遮挡	●避免着凉,注意隐私保护
	3. 帮助老年人更换纸尿裤	
	(1)轻轻掀开老年人下半身盖被,协助老年人取平卧位	
	(2)解开纸尿裤粘扣,展开两翼,将前片从两腿间后撤	
	(3)护理人员扶住老年人肩部、髋部,协助老年人翻身侧卧	
	(4)将污染纸尿裤内面对折于老年人臀下,撤下污染的纸尿裤,用温水湿润毛巾擦拭会阴部,观察老年人会阴部及臀部皮肤情况	●污染的纸尿裤放入污物桶 ●擦拭水温 37 ℃ ~ 40 ℃,注意皮肤褶皱处要清洗干净
	(5)将清洁纸尿裤前后对折的两片紧贴皮肤面朝内,平铺于老年人臀下,向下展开上片	
	(6)协助老年人翻身至平卧位,从两腿间向前向上兜起纸尿裤前端,整理大腿内侧边缘,将两翼粘扣粘好	●注意将纸尿裤大腿内、外侧边缘展平,防止侧漏
	4. 帮助老年人更换尿垫	
	(1)护理人员扶住老年人肩部、髋部,协助老年人翻身侧卧	

续表 2-13

项目名称	操作步骤	要点与说明
操作过程	（2）用温毛巾擦拭右侧臀部和会阴部皮肤	●观察老年人会阴部皮肤情况有无异常
	（3）将污染的尿垫向内折叠,塞于老年人身体下面,将干净尿垫的对侧卷起塞于老年人身下,近侧向自己打开	
	（4）协助老年人翻身至近侧卧位,撤下污染尿垫,放入污物桶,擦拭左侧臀部及会阴部皮肤	●观察老年人会阴部皮肤情况有无异常
	（5）将清洁尿垫另一侧拉平,协助老年人取平卧位,拉平清洁尿垫	
	5. 整理床单位,为老年人整理背部衣服,盖好盖被	
	6. 整理用物,护理人员洗手,记录	●记录老年人会阴部皮肤情况
终末评价	1. 操作有序、方法正确	
	2. 注意保护老年人安全,做好隐私保护	
	3. 关心老年人、动作轻柔,操作过程中注意观察老年人的反应,做好沟通,使老年人身心愉悦	

任务十四　留置导尿管的维护

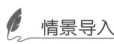 情景导入

情景描述:王奶奶,76 岁,5 年前由于脑中风引起左侧肢体偏瘫,长期卧床,生活不能自理,遵医嘱予以留置导尿管。为防止尿路感染,护理人员小刘每周需为王奶奶更换一次尿袋。

请思考:

1. 如何为留置导尿管的老年人更换尿袋?

2. 为老年人更换尿袋时需注意什么?

1. 目的

预防尿路感染、尿盐沉积堵塞管腔。

2. 评估老年人情况及观察要点

(1)评估老年人的精神状态、身体状况、合作程度及心理需求。

(2)观察导尿管是否通畅、尿液颜色、量、性状等。

(3)评估环境:整洁、安静、安全,必要时屏风遮挡。

3. 操作要点

(1)操作中保护老年人的隐私。

(2)注意环境温度调控,避免老年人着凉。

(3)消毒时严格遵守无菌技术操作原则。

4. 指导要点

(1)告知老年人操作的目的、方法和配合要点。

(2)操作时及时了解老年人需求。

5. 注意事项

（1）无菌集尿袋应低于耻骨联合,防止尿液倒流。

（2）定时放出集尿袋中的尿液,每周更换一次连接管和尿袋。

（3）集尿袋固定要妥善,要留出一定的长度,便于老年人活动,防止牵拉和滑脱及引流管打折、扭曲、受压。

（4）注意观察尿液的性质和量。

6. 留置导尿管的维护操作规程

表 2-14　留置导尿管的维护操作规程

项目名称	操作步骤	要点与说明
操作准备	1. 护理人员准备:着装整洁、修剪指甲、去掉首饰,洗手、戴口罩	
	2. 环境准备:清洁、安静、安全,关闭门窗或屏风遮挡	
	3. 老年人准备:了解操作目的,能够积极配合	
	4. 物品准备:一次性无菌集尿袋、碘伏、棉签、纸巾或卫生纸、别针、一次性手套,必要时备止血钳	●一次性无菌集尿袋、碘伏、棉签均需在有效期内
操作过程	1. 护理人员与老年人做好沟通,取得配合	●耐心解释,取得配合
	2. 关闭门窗,调节室内温度,必要时屏风遮挡	●避免着凉,注意隐私保护
	3. 戴手套,在导尿管和尿袋连接处下面垫纸巾或卫生纸	

续表 2-14

项目名称	操作步骤	要点与说明
操作过程	4. 打开备好的尿袋置于纸巾或卫生纸上	
	5. 关闭止流阀或用止血钳夹住导尿管,分离导尿管与尿袋	
	6. 用碘伏消毒导尿管外口及周围。打开备好尿袋的引流管接头,将引流管插入导尿管中。打开止流阀或松开止血钳,观察尿液引流情况,用别针将尿袋固定在床单上	●消毒时注意无菌操作 ●避免污染导尿管口及周围
	7. 观察尿袋中尿液的量、颜色和性状,打开尿袋底部的阀门将尿液放入便器中,将污染尿袋置入医疗垃圾容器内	●无菌集尿袋应低于耻骨联合,防止尿液倒流
	8. 为老年人整理床单位及用物	
	9. 脱去手套,洗手,记录	●记录尿液的量、性状等情况
终末评价	1. 操作有序、方法正确	
	2. 操作中遵循无菌技术操作原则,做好隐私保护	
	3. 关心老年人、动作轻柔,操作过程中注意观察老年人的反应,做好沟通,使老年人身心愉悦	

任务十五 简易通便

 情景导入

　　情景描述:王爷爷,76岁,患习惯性便秘多年,现已3天未排便,主诉腹胀、腹痛、没有食欲。为了协助王爷爷排便,促进舒适,护理人员小张需使用开塞露帮助王爷爷通便并进行预防便秘的健康宣教。

　　请思考:

　　1. 如何使用开塞露协助老年人排便?

　　2. 协助老年人排便时需注意什么?

　　1. 目的

　　(1)协助老年人排便,解除便秘,促进老年人舒适。

　　(2)预防肠梗阻等并发症。

　　2. 评估老年人情况及观察要点

　　(1)评估老年人的精神状态、身体状况、合作程度及心理需求。

　　(2)观察老年人便秘程度。

　　(3)评估环境:整洁、安静、安全,必要时屏风遮挡。

　　3. 操作要点

　　(1)操作中保护老年人的隐私。

　　(2)注意环境温度调控,避免老年人着凉。

　　(3)操作时动作轻柔,避免损伤肠黏膜。

4.指导要点

（1）告知老年人操作的目的、方法和配合要点。

（2）操作时及时了解老年人需求。

5.注意事项

（1）操作过程中动作应轻柔,避免损伤肠黏膜。

（2）操作中注意观察老年人的情况,如有面色苍白、呼吸急促、全身大汗应立即停止操作,必要时及时报告医护人员。

（3）开塞露挤入肠道后,叮嘱老年人尽量保留 5～10 min 后再排便,以充分软化粪便,刺激肠蠕动;若老年人主诉有便意,指导其深呼吸,收紧肛门,并协助按摩肛门部。

6.简易通便操作规程

表 2-15　简易通便操作规程

项目名称	操作步骤	要点与说明
操作准备	1.护理人员准备:着装整洁、修剪指甲、去掉首饰,洗手、戴口罩	
	2.环境准备:整洁、安静、安全,关闭门窗或屏风遮挡	
	3.老年人准备:了解操作目的,能够积极配合	
	4.物品准备:开塞露、一次性手套、卫生纸、便盆、一次性尿垫、剪刀,必要时备屏风	

续表 2-15

项目名称	操作步骤	要点与说明
操作过程	1. 护理人员与老年人做好沟通,取得配合	●耐心解释,取得配合
	2. 关闭门窗,调节室内温度,必要时屏风遮挡	●避免着凉,注意隐私保护
	3. 护理人员协助老年人取左侧卧位,脱掉老年人裤子至大腿部	
	4. 轻轻托起老年人臀部,将一次性护理垫铺于老年人腰及臀部下方	
	5. 开塞露的使用	
	(1)护理人员戴手套,剪去开塞露顶端(剪口要圆润,避免剪口尖锐损伤老年人),挤出少量药液润滑开塞露前端及肛门处	●对于患有痔疮的老年人,动作应轻柔
	(2)护理人员左手垫纸分开臀部,暴露肛门	
	(3)叮嘱老年人深呼吸,将开塞露前端轻轻插入肛门,将药液全部挤入	
	(4)左手拿纸遮盖肛门处,右手迅速拔出开塞露,连同手套、纸巾一起置入污物桶内	●叮嘱老年人尽量忍耐 5 ~ 10 min 后再排便,以充分软化粪便,刺激肠蠕动;若老年人主诉有便意,指导其深呼吸,收紧肛门,并协助按摩肛门部

续表 2-15

项目名称	操作步骤	要点与说明
操作过程	6. 人工取便	
	（1）护理人员戴手套,左手分开老年人臀部,右手食指涂肥皂液润滑	●动作应轻柔,避免损伤肠黏膜
	（2）嘱咐老年人深呼吸放松腹肌,肛门松弛后,食指沿直肠一侧轻轻插入直肠内,慢慢由浅入深地将粪便掏出,并置于便盆内	●操作中,注意观察老年人情况,如有面色苍白、呼吸急促、全身大汗应立即停止操作,必要时及时报告医护人员
	（3）取便完毕后,脱去手套,用卫生纸擦净肛门	
	7. 协助老年人排便后,撤去一次性护理垫	
	8. 整理老年人衣物及床单位	
	9. 开窗通风,护理人员洗手,记录	
	10. 对老年人进行健康教育,鼓励老年人多喝水,适当运动,养成定时排便的习惯	
终末评价	1. 操作有序、方法正确	
	2. 操作中关心老年人、动作轻柔,做好隐私保护	
	3. 操作过程中注意观察老年人的反应,做好沟通,使老年人身心愉悦	

任务十六　造口袋更换

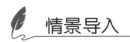 情景导入

情景描述:王奶奶,76岁,4年前由于直肠癌行根治术,左下腹有一永久性乙状结肠造口。今晨查房时,护理人员小王发现王奶奶造口袋内内容物超过1/3,需要立即为王奶奶更换造口袋。

请思考:

1. 如何为老年人更换造口袋?

2. 为老年人更换造口袋时需注意什么?

1. 目的

(1)保持造口清洁干燥,造口周围皮肤无发红、肿痛等情况。

(2)预防造口感染等并发症。

2. 评估老年人情况及观察要点

(1)评估老年人的精神状态、身体状况、合作程度及心理需求。

(2)评估造口袋情况,内容物超过1/3时应将造口袋取下更换。

(3)评估环境:整洁、安静、安全,必要时屏风遮挡。

3. 操作要点

(1)操作中保护老年人的隐私。

(2)操作时动作轻柔,避免损伤皮肤黏膜。

4. 指导要点

（1）告知老年人操作的目的、方法和配合要点。

（2）操作时及时了解老年人需求，保护老年人隐私。

5. 注意事项

（1）造口袋内容物超过 1/3 时应将造口袋取下更换。

（2）做好造口周围皮肤的护理，可用保护皮肤的药物。

（3）对实施肠造口术的老年人进行健康教育，宜进食易消化的食物，少食粗纤维多、易产气或刺激性强的食物；衣裤应选择宽松、舒适、柔软的衣服，以免衣裤过紧损伤造口周围皮肤。

（4）餐后 2~3 h 不要更换造口袋，此时肠蠕动较活跃，更换时有可能出现排便。

6. 造口袋更换操作规程

表 2-16　造口袋更换操作规程

项目名称	操作步骤	要点与说明
操作准备	1. 护理人员准备：着装整洁、修剪指甲、去掉首饰，洗手、戴口罩	
	2. 环境准备：整洁、安静、安全，关闭门窗或屏风遮挡	
	3. 老年人准备：了解操作目的，能够积极配合	
	4. 物品准备：清洁干燥造口袋 1 个、温水、脸盆、毛巾、卫生纸、便盆、一次性护理垫	

续表 2-16

项目名称	操作步骤	要点与说明
操作过程	1. 护理人员与老年人做好沟通,取得配合	●耐心解释,取得配合
	2. 关闭门窗,调节室内温度,必要时屏风遮挡	●避免着凉,注意隐私保护
	3. 协助老年人暴露造瘘口的部位,将一次性护理垫铺于人工肛门处的身下	
	4. 打开造口袋与造瘘口连接处的底盘扣环,取下造口袋放于便盆里,查看人工肛门周围的皮肤,如无异常可用柔软的卫生纸擦拭干净,再用温热毛巾清洗局部皮肤并擦干	●如造口周围皮肤发红,可在清洁皮肤后涂氧化锌软膏保护皮肤
	5. 将清洁的造口袋与腹部造瘘口底盘扣环连接,扣紧扣环后用手向下牵拉造口袋,确认造口袋固定牢固,然后将造口袋下口封闭。用弹性腰带将造口袋系于腰间	
	6. 协助老年人整理衣物	
	7. 将造口袋内容物倾倒于厕所内,用清水清洗造口袋	●可反复使用的造口袋,更换下来后可用中性清洁剂清洗或用氯己定浸泡 30 min,再用清水清洗,然后晾干备用
	8. 护理人员洗手,记录	

续表 2-16

项目名称	操作步骤	要点与说明
终末评价	1. 操作有序、方法正确	
	2. 造口袋更换过程顺利,做好隐私保护	
	3. 关心老年人、动作轻柔,注意观察老年人的反应,做好沟通,使老年人身心愉悦	

任务十七　灌肠法

情景导入

情景描述:张爷爷,74 岁,因为牙口不好,喜吃流质饮食,加之行动不便,患有习惯性便秘多年,表现为排便困难,粪便干硬,排便次数每周少于 3 次。张爷爷现已 3 天未排便,今晨张爷爷诉腹胀、腹痛,护理人员需通过灌肠帮助张爷爷通便。

请思考:

1. 常用的灌肠溶液有哪些?

2. 进行灌肠操作时的注意事项有哪些?

1. 目的

(1)软化和清除粪便,减轻腹胀,清洁肠道。

(2)满足老年人生理需求,增加老年人舒适感。

2. 评估老年人情况及观察要点

（1）评估老年人的精神状态、身体状况、合作程度及心理需求。

（2）评估老年人便秘程度。

（3）评估环境：整洁、安静、安全，必要时屏风遮挡。

3. 操作要点

（1）操作中注意保护老年人的隐私。

（2）操作时动作轻柔，避免损伤肛周皮肤黏膜。

4. 指导要点

（1）告知老年人操作的目的、方法和配合要点。

（2）操作时及时了解老年人需求，保护老年人隐私。

5. 注意事项

（1）对于患有痔疮的老年人，插入肛管时动作应轻柔，避免损伤肛周皮肤黏膜引起出血。

（2）大量不保留灌肠结束后，嘱咐老年人尽量保留 5~10 min 后再进行排便；小量不保留灌肠结束后，嘱咐老年人尽量保留 10~20 min 后再进行排便。

（3）向老年人讲解引起便秘的原因及预防措施，鼓励老年人适当活动，多饮水，多食蔬菜、水果、粗粮等含膳食纤维丰富的食物，养成定时排便的习惯。

6. 灌肠法操作规程

表 2-17　灌肠法操作规程

项目名称	操作步骤	要点与说明
操作准备	1. 护理人员准备:着装整洁、修剪指甲、去掉首饰,洗手、戴口罩	
	2. 环境准备:整洁、安静、安全,关闭门窗或屏风遮挡	
	3. 老年人准备:了解操作目的,能够积极配合	
	4. 物品准备:一次性灌肠器包、水温计、一次性手套、卫生纸、一次性护理垫、灌肠溶液(大量不保留灌肠常用的灌肠溶液是 500~1000 mL 的 0.1%~0.2%的肥皂液或生理盐水;小量不保留灌肠常用的是"1、2、3"溶液或甘油 50 mL 加等量温开水),溶液一般温度为 39 ℃~41 ℃,降温时 28 ℃~32 ℃	●"1、2、3"溶液:50%硫酸镁 30 mL、甘油 60 mL、温开水 90 mL
操作过程	1. 护理人员与老年人做好沟通,取得配合	●耐心解释,取得配合
	2. 关闭门窗,调节室内温度,必要时屏风遮挡	●避免着凉,注意隐私保护
	3. 协助老年人取左侧卧位	
	4. 护理人员一手托起老年人的臀部,另一手将一次性护理垫铺于老年人腰及臀部下方	●避免强行将护理垫塞于老年人身下引起皮肤损伤
	5. 大量不保留灌肠	
	(1)关闭灌肠筒(袋)引流管上的开关,将灌肠筒(袋)挂于输液架上,筒(袋)内液面高于肛门 40~60 cm	

续表 2-17

项目名称	操作步骤	要点与说明
操作过程	（2）护理人员戴好手套,润滑肛管前端,排尽管内气体,关闭开关	
	（3）护理人员左手垫卫生纸分开老年人肛周皮肤,暴露肛门。嘱咐老年人深呼吸,右手将肛管轻轻插入直肠 7~10 cm,固定肛管,打开开关,使液体缓慢流入	●若老年人感觉腹胀或有便意,可嘱咐老年人张口深呼吸,并降低灌肠筒的高度以减慢流速或暂停片刻
	（4）灌入液体过程中,密切观察筒内液体的下降速度和老年人的情况	●若老年人出现脉速、面色苍白、大汗、剧烈腹痛、心慌气促,此时可能发生肠道剧烈痉挛或出血,应立即停止灌肠
	（5）待灌肠液即将流尽时夹管,用卫生纸包裹肛管轻轻拔出	●嘱咐老年人5~10 min后再进行排便。老年人有便意时,指导其深呼吸
	6. 小量不保留灌肠	
	（1）用注洗器抽吸灌肠液,连接肛管,润滑肛管前段,排气,夹管	
	（2）护理人员戴好手套,左手垫卫生纸分开老年人肛周皮肤,暴露肛门。嘱咐老年人深呼吸,右手将肛管轻轻插入直肠 7~10 cm	

续表 2-17

项目名称	操作步骤	要点与说明
操作过程	（3）固定肛管，松开血管钳，缓缓注入溶液，注毕夹管，取下注洗器再吸取溶液，松夹后再行灌注。如此反复直至灌肠溶液全部注入完毕	●注入速度不能过快过猛，以免刺激肠黏膜，引起排便反射 ●注意观察老年人反应
	（4）血管钳夹闭肛管尾端或反折肛管尾端，用卫生纸包住肛管轻轻拔出	●嘱咐老年人 10 ~ 20 min 后再进行排便。老年人有便意时，指导其深呼吸
	7. 擦净肛门，脱手套，协助老年人取舒适卧位	
	8. 协助老年人排便后，撤去一次性护理垫	
	9. 为老年人整理床单位，开窗通风	
	10. 护理人员洗手，记录	●记录排便的次数和量
终末评价	1. 操作有序、方法正确	
	2. 灌肠过程顺利，没有引起老年人皮肤黏膜损伤	
	3. 关心老年人、动作轻柔，注意观察老年人的反应，做好沟通，使老年人身心愉悦	

（王玲玲　禹　瑞　豆雨霞）

第四节 老年人睡眠照护技术

任务十八 睡眠环境布置

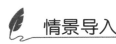 情景导入

　　情景描述:李奶奶,65岁,身体健康,基本生活能自理。儿女在国外工作,老伴儿去世后到养老院居住。由于更换了居住环境,出现了睡眠问题,夜间睡眠断断续续,极易早醒,近几日精神状态差,神情疲惫,护理人员需要了解李奶奶的睡眠习惯,并为其创造良好的睡眠环境。

　　请思考:

　　1. 如何改善睡眠环境?

　　2. 老年人对环境的温湿度有哪些要求?

1. 目的

(1)通过睡眠环境的改善,帮助老年人养成良好的睡眠习惯。

(2)提升老年人的睡眠质量,促进老年人的身心健康。

2. 评估老年人情况及观察要点

(1)评估老年人的精神状态、自理能力、合作程度。

(2)评估老年人存在的睡眠问题及引起睡眠障碍的原因。

(3)评估老年人所居住的睡眠环境。

3. 操作要点

(1)和老年人沟通时要有耐心,取得同意和配合。

（2）护理人员夜间巡视、操作时要做到四轻：走路轻、操作轻、说话轻、开关门轻。

（3）晚上巡视期间发现老年人有任何异常情况要及时处理。

4. 指导要点

（1）告知老年人睡前要排空大小便,避免起夜对睡眠造成影响。

（2）告知老年人夜间起床动作要慢,防止头晕、目眩引起跌倒、摔伤。

5. 注意事项

（1）老年人临睡前,卧室要适当通风换气,避免空气污浊影响老年人睡眠。

（2）老年人睡眠易受声、光的影响,因此居住环境要保持安静、光线要暗。

（3）床面不宜过高,地面要防滑。

6. 睡眠环境布置操作规程

表 2-18　睡眠环境布置操作规程

项目名称	操作步骤	要点与说明
操作准备	1. 护理人员准备:着装整洁、修剪指甲、去掉首饰,洗手、必要时戴口罩	
	2. 环境准备:整洁、安静、舒适、安全、温湿度适宜	
	3. 老年人准备:排便、排尿、洗漱完毕	●睡前洗漱包括洗脸、刷牙、温水泡脚
	4. 物品准备:手消毒液、记录单、笔、必要时备毛毯	

续表 2-18

项目名称	操作步骤	要点与说明
操作过程	1. 护理人员与老年人做好沟通,取得配合	●耐心解释,取得配合
	2. 睡前将老年人房间窗户打开,通风 10 min 后及时关闭	●通风有利于睡眠,避免受凉
	3. 打开空调或暖气开关,调节温、湿度	●温度 18 ℃~22 ℃,相对湿度:夏季 60%~70%,冬季 55%~65%
	4. 拉好窗帘,避免光线进入	
	5. 关闭电视,减少声音刺激	
	6. 协助老年人上床就寝,盖好盖被	●床铺高矮适宜
	(1)协助老年人上床:护理人员扶老年人坐在床上,协助脱去鞋袜和相关衣物,在床上躺好	
	(2)帮老年人盖好盖被,根据季节、温度及老年人需求选择合适的被子	●被褥厚薄随季节调整,枕头不宜太高,7~10 cm 为宜
	7. 调节光线:打开夜间地灯,关闭大灯	
	8. 询问需求:询问老年人需求,及时满足。并将呼叫器放于枕边,按照老年人需求,床边可放置便器	●确保老年人舒适、安全
	9. 护理人员退出房间,轻轻关门	
	10. 整理用物,洗手,记录老年人睡眠时间及情况	●异常情况及时准确记录并处理

续表 2-18

项目名称	操作步骤	要点与说明
终末评价	1. 操作有序、方法正确	
	2. 注意保护老年人隐私、注意保暖	
	3. 关心老年人、动作轻柔,注意观察老年人的反应,做好沟通,使老年人身心愉悦	

任务十九　睡眠障碍照护

 情景导入

情景描述:周爷爷,73 岁,既往有胃癌病史。1 个月前出现食欲下降、腹部疼痛,医生已经给予相关对症治疗。近期睡眠质量差,入睡困难,常被噩梦惊醒,醒后无法入睡,直到天亮。白天周爷爷头晕、乏力,情绪易怒,晚上不愿上床就寝。

请思考:

1. 如何帮助老年人改善睡眠障碍?

2. 护理睡眠障碍的老年人时应注意什么?

1. 目的

(1)找出引起老年人睡眠障碍的原因,及时协助解决,提升老年人的睡眠质量。

(2)发现老年人出现了严重的睡眠障碍应及时通知医生,给予相应的医疗干预。

2. 评估老年人情况及观察要点

（1）评估老年人的精神状态、自理能力、合作程度。

（2）查阅老年人既往护理记录，评估老年人近期状况，了解异常睡眠的原因。

3. 操作要点

（1）和老年人沟通时要有耐心，取得同意和配合。

（2）护理人员夜间查房时注意走路轻、关门轻，避免惊醒老人。

（3）对于不能有效沟通的老年人，应核对房间号、床号、姓名。

4. 指导要点

（1）告知老年人睡前要排空大小便，避免起夜对睡眠造成影响。

（2）协助老年人创造有利于睡眠的条件反射机制，如睡前泡脚、听节奏缓慢的音乐等。

（3）根据老年人的情况，指导其采取适宜的睡眠姿势，如呼吸困难的可采取半坐卧位。

5. 注意事项

（1）夜间温度下降，老年人觉醒时，为老年人增盖毛毯。

（2）老年人睡眠易受声、光的影响，因此居住环境要保持安静、光线要暗。

（3）老年人在睡前有未完成的事、不愉快的事或情绪不佳时，要耐心倾听，并及时协助老年人解决。

6. 睡眠障碍照护操作规程

表 2-19 睡眠障碍照护操作规程

项目名称	操作步骤	要点与说明
操作准备	1. 护理人员准备:着装整洁、修剪指甲、去掉首饰,洗手、必要时戴口罩	
	2. 环境准备:整洁、安静、舒适、安全、温湿度适宜	
	3. 老年人准备:排便、排尿、洗漱完毕,平卧于床上	
	4. 物品准备:手消毒液、记录单、笔、必要时备毛毯	
操作过程	1. 护理人员与老年人做好沟通,取得配合	●耐心解释,取得配合
	2. 关闭窗户,拉好窗帘,关闭电视	●避免声、光刺激,影响睡眠
	3. 打开空调或暖气开关,调节温、湿度	●温度 18 ℃ ~ 22 ℃,相对湿度:夏季 60% ~ 70%;冬季 55% ~ 65%
	4. 找出引起老年人睡眠障碍的原因,并针对性地进行干预	●比如疾病因素或者心理因素造成的睡眠障碍
	5. 协助老年人脱去衣裤就寝,盖好棉被	●被褥厚薄随季节调整,枕头不宜太高,7 ~ 10 cm 为宜

续表 2-19

项目名称	操作步骤	要点与说明
操作过程	6. 定时巡视,观察老年人睡眠状况	●对于身体不佳的老年人,加强观察、巡视
	7. 老年人睡眠观察的主要内容:一般睡眠情况包括入睡时间、觉醒时间及次数、总睡眠时间、睡眠质量等;异常睡眠情况包括入睡困难、不能维持睡眠、昼夜颠倒现象、睡眠呼吸暂停、夜间阵发性呼吸困难、嗜睡等	●通过夜间睡眠情况的观察,可以及时采取干预措施,使老年人能够有更高的睡眠质量
	8. 观察结束后轻步退出房门,轻手关门	
	9. 整理用物,洗手,记录老年人睡眠时间及情况	●记录内容翔实,字迹清楚
终末评价	1. 操作有序、方法正确	
	2. 注意保护老年人隐私、注意保暖	
	3. 关心老年人、动作轻柔,注意观察老年人的反应,做好沟通,使老年人身心愉悦	

第五节　老年人安全照护技术

任务二十　协助老人安全移动法

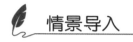 情景导入

　　情景描述:张奶奶,80岁,2年前因脑中风引起右侧肢体偏瘫,长期卧床,生活不能自理,由护理人员负责照护。为了预防压疮产生,促进舒适,护理人员需定时给张奶奶整理床单位,在床上协助张奶奶安全移动。

　　请思考:

　　1. 如何协助老年人移向床头?

　　2. 如何协助老年人移向床边?

　　3. 协助老年人移动时应注意什么?

　　1. 目的

　　(1)协助滑向床尾而不能自行移动的老年人移向床头,恢复舒适与安全。

　　(2)协助不能自行移动的老年人移向床边,方便护理和治疗。

　　2. 评估老年人情况及观察要点

　　(1)评估老年人的年龄、体重、需要变换卧位的原因。

　　(2)评估老年人的神志、生命体征、躯体和四肢的活动度、伤口及引流情况等。

（3）评估老年人的心理状态及合作程度。

3. 操作要点

（1）移向床头时,枕头横立床头,注意保护头部。

（2）两人协助移动时,动作应协调一致,用力要平稳。

（3）协助老年人移动时,护理人员应注意节力原则。

4. 指导要点

（1）告知老年人体位移动的目的、方法和配合要点。

（2）移动过程中注意观察老年人病情变化、身上各种导管是否有反折或脱落等。

（3）移动过程中注意拉起床档、加强安全监护。

5. 注意事项

（1）协助老年人移向床头时,注意保护其头部,防止头部碰撞床头栏杆而受伤。

（2）移动过程中禁止拖、拉、拽等动作,防止老年人皮肤擦伤。

（3）如果老年人身上带有各种导管时,应先将导管安置妥当。

6. 协助老年人安全移动法操作规程

表 2-20 协助老年人安全移动法操作规程

项目名称	操作步骤	要点与说明
操作准备	1. 护理人员准备:着装整洁、修剪指甲、去掉首饰,洗手、戴口罩	
	2. 环境准备:安静、整洁,室内温湿度适宜	

续表 2-20

项目名称	操作步骤	要点与说明
操作准备	3. 老年人准备:明确操作的目的及配合要点,愿意配合	
	4. 物品准备:根据需要备软枕	
操作过程	1. 护理人员与老年人做好沟通,取得配合	●耐心解释,取得配合
	2. 关闭门窗,调节室内温湿度,必要时屏风遮挡	●注意隐私保护
	3. 将各种导管安置妥当,将盖被折于床尾或一侧,放平床头支架	●由于病情不能平卧的老年人,可不放平床头支架
	4. 协助老年人移向床头	
	(1)枕头横立于床头	●保护头部不被撞伤
	(2)一人协助法:老年人仰卧屈膝,双手握住床头栏杆,双脚蹬床面,护理人员一手托住老年人肩背部,一手托住臀部助力,协助其移向床头	●一人协助法适用于体重较轻者
	(3)二人协助法:老年人仰卧屈膝,两名护理人员分别站在床的两侧,交叉托住老年人的肩部和臀部,或一人托住肩颈部及腰部,一人托住臀部及腘窝部,两人同时抬起老年人移向床头	●二人协助法适用于体重较重者
	5. 协助老年人移向床边	
	(1)先将枕头移向近侧	

续表 2-20

项目名称	操作步骤	要点与说明
操作过程	（2）一人协助法：先将老年人的肩部、臀部移向近侧，再将老年人的双下肢移向近侧	●一人协助法适用于体重较轻者
	（3）二人协助法：两名护理人员站于老年人同一侧，护理人员甲托住老年人的肩颈部和腰部，护理人员乙托住老年人臀部和腘窝部，同时将老年人抬起移向近侧	●二人协助法适用于病情较重或体重较重者
	6.安置老年人于舒适卧位，整理床单位	
	7.整理用物、洗手	●减少致病菌传播
终末评价	1.操作有序、方法正确	
	2.注意保护老年人隐私、注意保暖	
	3.关心老年人、动作轻柔，注意观察老年人的反应，做好沟通，使老年人身心愉悦	

任务二十一　翻身叩背排痰法

 情景导入

情景描述:赵大爷,78 岁,2 年前因脑中风引起右侧肢体偏瘫,长期卧床,生活不能自理,痰液黏稠、不易咳出,由护理人员负责照护。为了预防坠积性肺炎的发生,护理人员需定时给赵大爷翻身叩背排痰。

请思考:

1. 如何协助老年人翻身?

2. 如何进行正确的叩背?

3. 协助老年人排痰时应注意什么?

1. 目的

(1)松动黏附在气管壁上的痰液,有利于痰液排出。

(2)保持气道通畅,预防坠积性肺炎的发生。

2. 评估老年人情况及观察要点

(1)评估老年人的神志、生命体征、病情及肢体活动度。

(2)评估老年人的心理状态及合作程度。

(3)评估痰液的深度、颜色、量。

3. 操作要点

(1)叩背排痰时注意体位要舒适。

(2)叩背力度要适中,以老年人不感到疼痛为宜。

(3)叩背后要协助老年人休息、漱口,去除口腔中的异味。

4.指导要点

（1）告知老年人叩背排痰的目的、方法和配合要点。

（2）指导老年人有效咳嗽。

5.注意事项

（1）叩击时注意避开脊柱、肩胛、双肾区、骨隆突等部位。

（2）叩背过程中注意观察老年人面色、呼吸等情况,避免痰液堵塞引起窒息。

（3）叩背、咳嗽后注意观察老年人有无缺氧表现,必要时给予吸氧。

6.翻身叩背排痰法操作规程

表 2-21　翻身叩背排痰法操作规程

项目名称	操作步骤	要点与说明
操作准备	1.护理人员准备:着装整洁、修剪指甲、去掉首饰,洗手、戴口罩	
	2.环境准备:安静、整洁,室内温湿度适宜	
	3.老年人准备:明确目的,愿意配合	
	4.物品准备:听诊器、薄布、软枕、纸巾	
操作过程	1.护理人员与老年人做好沟通,取得配合	●耐心解释,取得配合
	2.指导老年人做吸气、呼气配合,听诊痰液的部位和深度	●听诊器放于左右锁骨中线 2、4、6 肋间隙
	3.关闭门窗,调节室内温度,必要时屏风遮挡	●保护老年人隐私,避免受凉

续表 2-21

项目名称	操作步骤	要点与说明
操作过程	4. 安置老年人：仰卧，双肘屈曲，双手放于腹部	
	5. 协助老年人翻身	
	（1）一人协助法：先将老年人的肩部、臀部移向近侧，再将老年人的双下肢移向近侧并屈膝，护理人员一手扶肩、一手扶膝，轻轻将其推向对侧，背对护理人员	● 一人协助法适用于体重较轻者
	（2）二人协助法：两名护理人员站于老年人同一侧，护理人员甲托住老年人的肩颈部和腰部，护理人员乙托住老年人臀部和腘窝，同时将老年人抬起移向近侧，并轻推使之转向对侧，上腿弯曲在前，下腿伸直在后	● 二人协助法适用于体重较重者
	（3）软枕垫于胸前和膝部，使之舒适、安全	● 维持卧位的稳定性
	6. 进行叩背排痰	
	（1）护理人员五指并拢呈弓形，用中等力量为老年人进行叩击，腕关节用力，每分钟 40 ~ 50 次的频率，由下至上，由外至内叩击背部，避开脊柱、肩胛、双肾区、骨隆突等部位	● 比较瘦弱的老年人可用软薄布搭于肩上，防止叩击引起皮肤发红
	（2）叩击时间：每次 10 ~ 15 min	● 餐后 2 h 至餐前 30 min 进行，避免发生呕吐，引起窒息

续表 2-21

项目名称	操作步骤	要点与说明
操作过程	（3）指导老年人进行有效咳嗽：叮嘱老年人身体略向前倾、腹肌用力收缩、在深吸气后屏气 2~3 s 再咳嗽，重复数次，直至痰液咳出为止	●注意观察老年人面色、呼吸等情况的变化。及时沟通，询问有何不适
	（4）协助老年人休息、漱口，纸巾擦拭面部	●漱口可以帮助老年人去除口腔异味
	7. 安置老年人于舒适卧位，整理床单位	
	8. 整理用物、洗手	●减少致病菌传播
终末评价	1. 操作有序、方法正确	
	2. 注意保护老年人隐私、注意保暖	
	3. 关心老年人、动作轻柔，注意观察老年人的反应，做好沟通，使老年人身心愉悦	

任务二十二　轮椅运送法

情景导入

情景描述：王奶奶，86 岁，在养老院已经生活 10 年，由于年龄较大，关节发生了退行性病变，下肢活动不便，以卧床休息为主。为了丰富老年人生活，促进下肢血液循环，护理人员需要午睡后用轮椅推老年人外出晒太阳。

请思考：

1. 如何使用轮椅运送法协助老年人外出晒太阳？

2. 轮椅运送时应注意什么？

1. 目的

（1）帮助能够坐起但不能行走的老年人外出检查、治疗、活动等。

（2）帮助老年人下床活动，促进血液循环和体力的恢复。

2. 评估老年人情况及观察要点

（1）评估老年人的年龄、病情、体重、躯体活动能力、病损部位等情况。

（2）评估老年人的精神状态、自理能力、合作程度。

（3）检查轮椅各部件性能是否完好。

（4）评估地面是否干燥、平坦，评估季节及室外温度情况。

3. 操作要点

（1）上下轮椅时注意安全，防止老年人摔伤。

（2）动作轻稳、冬季注意保暖。

（3）运送过程中速度要慢，随时观察老年人有无不适。

4. 指导要点

（1）告知老年人轮椅运送的目的、方法和配合要点。

（2）告知老年人双手抓握扶手，坐稳轮椅，身体后倾。

（3）遇到障碍物或拐弯时提前告知老年人，并提示其抓紧扶手。

5. 注意事项

（1）提前检查轮椅性能，确保可以完好使用。

（2）老年人上下轮椅时均需固定好轮椅的车闸。

（3）过门槛时,翘起前轮,避免过大的震动,保证老年人安全。

（4）老年人乘坐轮椅每隔30 min 应变换体位,避免压疮的发生。

6.轮椅运送法操作规程

表 2-22 轮椅运送法操作规程

项目名称	操作步骤	要点与说明
操作准备	1.护理人员准备:着装整洁、修剪指甲、去掉首饰,洗手、戴口罩	
	2.环境准备:环境安静,光线充足,无障碍物	
	3.老年人准备:身体状况允许,穿防滑鞋子	
	4.物品准备:轮椅,必要时备毛毯、水杯、毛巾等	
操作过程	1.护理人员与老年人做好沟通,取得配合	●耐心解释,取得配合
	2.安置轮椅:护理人员将轮椅推至床旁,靠近老年人健侧肢体,轮椅与床呈30°~45°夹角,刹车制动,向上翻起脚踏板	●调整床的高度和轮椅高度接近
	3.协助老年人起床:协助老年人坐在床边,双足放于地面,护理人员双膝微屈夹紧老年人患侧膝部,将老年人健侧上肢搭在自己肩上,双手环抱老年人腰部或抓紧其背侧裤腰,平稳站起	●夹紧患侧膝部可以防止老年人患侧下肢屈膝或足向前方移动,确保安全
	4.协助老年人坐轮椅	
	（1）护理人员以自己的身体为轴转动,带动老年人转体,将老年人移至轮椅前,平稳坐下	

续表 2-22

项目名称	操作步骤	要点与说明
操作过程	（2）两臂从老年人背后腋下伸入，使老年人身体靠紧椅背坐稳，双脚放于脚踏板上，系好安全带	●叮嘱老年人身体向后靠，双手抓紧扶手
	5. 使用轮椅运送途中	
	（1）护理人员平稳匀速推行	●叮嘱老年人身体勿向前倾或自行下轮椅
	（2）上下坡道：上坡时，护理人员手握椅背把手均匀用力，两臂保持屈曲，身体前倾，平稳向上推行；下坡时，护理人员握住椅背把手，缓慢倒退行走	●运送过程中及时观察并询问老年人的感受，如有不适应就近休息或尽快返回，通知医护人员
	（3）上下电梯：上电梯时，轮椅以倒退形式进入电梯，及时原地掉头，背对电梯门，刹车制动；下电梯时，仍以倒退形式退出电梯	
	6. 协助老年人下轮椅	
	（1）轮椅与床呈 30°~45° 夹角，刹车制动，向上翻起脚踏板，双脚放于地面，打开安全带	
	（2）护理人员双膝微屈夹紧老年人患侧膝部，将老年人健侧上肢搭在自己肩上，双手环抱老年人腰部或抓紧其背侧裤腰，平稳站起	●夹紧患侧膝部可以防止老年人患侧下肢屈膝或足向前方移动，确保安全

续表 2-22

项目名称	操作步骤	要点与说明
操作过程	（3）护理人员以靠近床侧足跟为轴转身带动老年人转体,将老年人移至床前,平稳坐下	
	7.协助老年人取舒适卧位,整理床单位	
	8.整理用物,洗手	
终末评价	1.操作有序、方法正确	
	2.注意保护老年人隐私、注意保暖	
	3.关心老年人、动作轻柔,注意观察老年人的反应,做好沟通,使老年人身心愉悦	

任务二十三　平车运送法

情景导入

情景描述:张奶奶,82 岁,独自在卫生间洗澡时不慎摔倒,护理人员第一时间赶到现场,张奶奶自诉左侧大腿疼痛剧烈,无法站立,护理人员边安慰她边联系医生。医生赶到后经询问和检查,判断张奶奶可能发生了腿部骨折,需要护理人员用平车将其转移到救护车上,送至医院做进一步检查。

请思考:

1.如何使用平车运送骨折的老年人到救护车上?

2.平车运送时应注意什么?

1. 目的

帮助不能坐起的老年人外出检查、治疗、活动等。

2. 评估老年人情况及观察要点

（1）评估老年人的年龄、病情、体重、躯体活动能力、病损部位。

（2）评估老年人的精神状态、自理能力、合作程度。

（3）平车各部件性能是否完好。

（4）评估地面是否干燥、平坦，评估季节及室外温度情况。

3. 操作要点

（1）平车上下坡时，老年人头部应处于高位。

（2）搬运时，注意老年人身上的输液管及各类导管保持通畅。

（3）搬运时注意保护老年人的病患部位。骨折老年人搬运时应在车上垫木板，并做好骨折部位的固定和观察。

4. 指导要点

（1）告知老年人平车运送的目的、方法和配合要点。

（2）搬运前了解老年人病情，以选择不同的搬运法。

（3）多人搬运时，动作要协调一致。

5. 注意事项

（1）平车备用时，保证性能完好，处于清洁状态。

（2）平车搬运时注意固定好车闸，必要时拉起床档，确保老年人安全。

（3）运送过程中注意观察老年人的面色、呼吸及脉搏的改变，出现意外情况时应及时告知医务人员。

6.平车运送法操作规程

表 2-23 平车运送法操作规程

项目名称	操作步骤	要点与说明
操作准备	1.护理人员准备:着装整洁、修剪指甲、去掉首饰,洗手、戴口罩	
	2.环境准备:环境安静,光线充足,无障碍物	
	3.老年人准备:明确操作目的,愿意配合,必要时协助老年人排空大小便	
	4.物品准备:平车、垫子、枕头、毛毯或棉被,腰椎骨折或危重老年人备帆布中单,骨折老年人备木板	
操作过程	1.检查用物:仔细检查平车各部件,将平车推至老年人床旁	●根据老年人的体重和病情,选择合适的搬运方法
	2.护理人员与老年人做好沟通,取得配合	
	3.妥善安置老年人身上的输液管道及各种导管	●确保管道通畅,避免反折、扭曲或脱落
	4.一人搬运法	●一人搬运法适合病情允许、体重轻的老年人
	(1)移开床旁桌、椅,掀开盖被,协助老年人穿好衣服	
	(2)推平车至床尾,使平车头端(大轮端)与床尾成钝角,制动车闸	

续表 2-23

项目名称	操作步骤	要点与说明
操作准备	（3）护理人员站在钝角内的床边,两脚前后分开,稍屈膝,一手自老年人腋下伸至对侧肩部外侧,另一手至臀下	
	（4）叮嘱老年人双臂交叉于护理人员颈后,双手用力握住,抱起老年人,将老年人轻轻放在平车上,卧于平车中央	
	5. 二人搬运法	●适合病情较轻但体重较重的老年人
	（1）移开床旁桌、椅,掀开盖被,平车放置同一人搬运法	
	（2）护理人员甲、乙两人站在同侧床旁,将老年人双手置于胸腹部,协助其移至床旁	●身高高者托住上半身,使老年人头部处于高位
	（3）甲一手托住老年人头、颈、肩部,一手托住腰部;乙一手托住臀部,一手托住腘窝处。两人同时托起,使老年人身体向搬运者倾斜,移步走向平车,两人同时屈膝,手臂置于平车上伸直,使老年人平卧于平车中央	
	6. 三人搬运法	●适合病情较轻但体重较重的老年人
	（1）移开床旁桌、椅,掀开盖被,平车放置同一人搬运法	
	（2）搬运者甲、乙、丙三人站在同侧床旁,将老年人双手置于胸腹部,协助其移至床旁	

续表 2-23

项目名称	操作步骤	要点与说明
操作过程	（3）甲一手托住老年人头、颈、肩部，一手托住肩背部；乙一手托住腰部，一手托住臀部；丙一手托住腘窝，一手托住小腿。三人同时托起，使老年人身体向搬运者倾斜，移步走向平车，三人同时屈膝，手臂置于平车上伸直，使老年人平卧于平车中央	●三位护理人员按身高高低顺序排列，使老年人头部处于高位，以减少不适
	7. 四人搬运法	●适合颈椎、腰椎骨折或病情较重的老年人
	（1）移开床旁桌、椅，掀开盖被，在老年人腰、臀下铺帆布中单，双手交叉置于胸腹部	
	（2）将平车的大轮靠床头、小轮靠床尾推至与床平行，紧靠床边，调整平车或病床使其高度一致，将车闸制动	
	（3）甲站在床头，托住老年人的头和颈肩部；乙站在床尾，托住老年人双小腿；丙和丁分别站在床和平车两侧，抓紧帆布中单四角	●站于头端的护理人员要观察老年人病情变化，骨折老年人身下需垫木板
	（4）由一人喊口令，四人合力，同时将老年人抬起，轻轻放置平车中央	●多人搬运时，动作要协调一致
	8. 安置老年人于舒适体位，用盖被包裹老年人，先盖脚部，再盖两侧。头部两侧盖被边角向外折叠，露出头部	●运送时确保老年人安全、舒适

续表 2-23

项目名称	操作步骤	要点与说明
操作过程	9.整理床单位,铺成暂空床,松开车闸,运送老年人至指定地点	
	10.护理人员洗手,记录	
终末评价	1.操作有序、方法正确	
	2.注意保护老年人隐私、注意保暖	
	3.关心老年人、动作轻柔,注意观察老年人的反应,做好沟通,使老年人身心愉悦	

任务二十四　常见意外的安全防护(一)

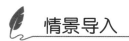 情景导入

情景描述:张奶奶,72岁,2年前入住养老院,生活基本能自理。两日前在室外晾晒衣服时,因地上有水渍,不慎跌倒。经护理人员查看,发现张奶奶右侧膝盖擦伤并伴有疼痛,立即用轮椅送张奶奶去医务室进行检查。

请思考:

1.如何预防老年人出现跌倒、坠床、烧烫伤等意外事件?

2.如何排除环境中的危险因素,避免跌倒、坠床、烧烫伤的发生?

1.目的

(1)增强老年人安全防护的意识,减少意外的发生。

（2）预防各种因素造成的安全隐患,减少老年人因意外造成的伤害。

2. 评估老年人情况及观察要点

（1）评估老年人的年龄、神志、跌倒、坠床史及次数。

（2）评估老年人生命体征、躯体和四肢的活动度。

（3）评估老年人的病情及用药史,有无低血压、低血糖及服用安眠药等。

3. 操作要点

（1）对老年人进行健康宣教时语言要通俗、易懂,易于接受。

（2）讲解预防措施时可以借助多种途径,如 PPT、视频、小册子等,便于记忆。

（3）讲解时护理人员应态度和蔼可亲,声音洪亮,时间适宜。

4. 指导要点

（1）告知老年人跌倒、坠床及烧烫伤的发生原因及危害。

（2）出现跌倒、坠床及烧烫伤时不要慌张,学会保护自己,避免继发损伤。

5. 注意事项

（1）服用镇静、降压、降糖药的老年人,起床时要先在床上休息几分钟再下床,避免体位性低血压而引起跌倒。

（2）对易发生跌倒的区域放置防滑标识牌。

（3）老年人居住房间的暖瓶、热水袋放于不易碰倒的地方,勿让行动不便的老年人自行倒开水。

6. 常见意外的安全防护(一)操作规程

表 2-24 常见意外的安全防护(一)操作规程

项目名称	操作步骤	要点与说明
操作准备	1. 护理人员准备:着装整洁、修剪指甲、去掉首饰,洗手、戴口罩	
	2. 环境准备:安静、整洁,光线适宜	
	3. 老年人准备:明确目的,愿意配合	
	4. 物品准备:根据情况备多媒体、宣教小册子等	
操作过程	1. 护理人员与老年人做好沟通,取得配合	●耐心解释,取得配合
	2. 选择适宜的宣教时间:如护理人员生活照料完成后、老年人午睡后、精神状态较好时	
	3. 跌倒及坠床的预防措施	
	(1)对有跌倒、坠床危险因素的老年人,床尾放置防跌倒、坠床的警示标识;对易发生跌倒的区域放置"小心防滑"标识,及时提醒家属及护理人员,便于老年人活动时给予协助	
	(2)对老年人及其家属进行有针对性的健康教育,提高其对危险因素的认知水平和防范意识	
	(3)提醒服用镇静、降糖、降压药的老年人,起床时先休息几分钟,再下床	●避免体位性低血压引起跌倒

续表 2-24

项目名称	操作步骤	要点与说明
操作过程	（4）走动前先站稳，下床或如厕一定要有人陪伴	
	（5）夜间尽量使用便器，避免夜间下床不慎发生意外	
	（6）卫生间、走廊及转角位置应有足够照明，床高度合适，物品放于易取处	
	（7）地面保持清洁干燥，清除房间及床旁、走道障碍物	
	（8）意识不清、躁动不安、关节活动不好的老年人要使用床旁护栏、约束带等，并有专人看护	
	（9）有轮的床单元，注意床脚刹车要固定	
	（10）走廊、马桶及浴缸旁安装扶手，卫生间安装坐便器及紧急呼叫铃，洗浴处放置防滑垫	
	（11）加强巡视，及时发现并满足老年人需求，发现有跌倒、坠床危险时及时进行处理	
	4.烧烫伤的预防措施	
	（1）老年人进行烤灯、湿热敷、热水坐浴理疗时，需要掌握正确方法，不要随意调节仪器或水温，必要时由护理人员协助	●使用烤灯照射时，灯距为 30~50 cm，照射时间为 20~30 min；湿热敷时水温为 60 ℃~70 ℃，每 3~5 min 更换一次敷布，总时间 15~20 min 为宜；热水坐浴时水温 40 ℃~45 ℃，时间 15~20 min 为宜

续表 2-24

项目名称	操作步骤	要点与说明
操作过程	（2）指导老年人洗澡时先开冷水再开热水,结束时先关热水再关冷水,盆浴时注意水温	●盆浴时水温测量可以使用水温计
	（3）热水瓶放在固定或房间的角落等不易碰倒的地方	
	（4）房间内若需要使用蚊香时,将蚊香专用器放在安全的地方	
	（5）使用电器时,反复告知注意事项,并定期检查电器是否完好	
	（6）老年人使用热水袋时,注意密封性,水温不超过 50 ℃,外面套布袋	●避免水温过高引起烫伤
	（7）喝热汤或热水时,提前给老年人放至温凉,必要时向老年人说明	
	（8）电熨斗、电暖器等发热的电器易使老年人烫伤,在使用过程中应特别小心,尤其不要随意去触摸	
终末评价	1. 关心老年人,态度和蔼	
	2. 注意及时观察老年人反应,了解接受程度	
	3. 做好沟通,使老年人身心愉悦	

任务二十五 常见意外的安全防护(二)

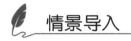 情景导入

情景描述:张奶奶,80岁,轻度失智老年人,两年前入住某养老院。两日前在室外活动时,养老院大门由于转运物资未及时锁门,张奶奶从门口外出,幸亏路人及时发现,并根据张奶奶身上穿戴有养老院标识的衣服将张奶奶及时送回。

请思考:

1. 如何预防老年人出现呛咳、走失、触电等意外事件?

2. 如何排除环境中的危险因素,避免呛咳、走失、触电的发生?

1. 目的

(1)增强老年人安全防护的意识,减少意外的发生。

(2)预防各种因素造成的安全隐患,减少老年人因意外造成的伤害。

2. 评估老年人情况及观察要点

(1)评估老年人的年龄、神志、吞咽功能。

(2)评估老年人生命体征、躯体和四肢的活动度。

(3)评估老年人的病情,是否存在不同程度的失智症。

3. 操作要点

(1)健康宣教时语言要通俗、易懂,易于老年人接受。

（2）讲解预防措施时可以借助多种途径,如 PPT、视频、小册子等,便于记忆。

（3）讲解态度和蔼可亲,声音洪亮,时间适宜。

4. 指导要点

（1）告知老年人呛咳、触电及走失的发生原因及危害。

（2）意外伤害要尽力预防,预测到不安全因素时需提前采取预防措施。

5. 注意事项

（1）老年人进食速度要慢,食物要软烂,避免进食时大声说话,以免引起呛咳。

（2）老年人居住的房间尽量减少复杂、大功率电器的使用;使用安全插座时,若老年人不在房间,应及时关闭电源开关。

（3）易发生走失的失智老年人一定要有专人看护和陪伴,并且保持活动环境的封闭状态。

6. 常见意外的安全防护（二）操作规程

表 2-25　常见意外的安全防护（二）操作规程

项目名称	操作步骤	要点与说明
操作准备	1. 护理人员准备:着装整洁、修剪指甲、去掉首饰,洗手、戴口罩	
	2. 环境准备:安静、整洁,光线适宜	
	3. 老年人准备:明确目的,愿意配合	
	4. 物品准备:根据情况备多媒体、宣教小册子等	

续表 2-25

项目名称	操作步骤	要点与说明
操作 过程	1. 护理人员与老年人做好沟通,取得配合	●耐心解释,取得配合
	2. 选择适宜的宣教时间:如护理人员生活照料完成后、老年人午睡后、精神状态较好时	
	3. 老年人呛咳的预防措施	
	(1)老年人食物以软烂为宜,易于咀嚼和吞咽	
	(2)进食时要细嚼慢咽,进食糯米类食品要谨慎小心	●老年人吞咽功能较差,在进食糯米类食品时易引起呛咳
	(3)牙床不好的老年人宜给予半流质饮食	●半流质饮食:豆腐脑、馄饨、鸡蛋羹等
	(4)卧床老年人进食时宜采取半坐卧位	
	(5)吞咽困难的老年人,喂食速度要慢,必要时可给予鼻饲	●使用汤匙喂食时量不宜过多,食物量为汤匙的1/3
	(6)不要在进食的时候说话或大笑,以免误入气管引起呛咳	
	(7)平时饮水时可以使用吸水管,吸水管的练习可以锻炼老年人咽喉部位的肌肉	

续表 2-25

项目名称	操作步骤	要点与说明
操作过程	4. 老年人触电的预防措施	
	(1)向老年人讲解安全用电小常识:不要用湿手接触电器开关、插头、插座,也不要用湿抹布擦拭,勿私拉电源线	
	(2)房间使用安全电源插座,暂时不用的插座应套上安全套	
	(3)尽量不要将不同电器插头共用在一个插座上,避免短路	
	(4)减少复杂电器的使用	●老年人接受能力差,使用复杂电器存在安全隐患
	(5)正确使用电器,用后及时关闭电源	●老年人严禁使用电热毯、电热杯等
	(6)经常检查,排除用电的安全隐患	●老化的线路要及时更换
	5. 老年人走失的预防措施	
	(1)给老年人制作一张身份证挂牌,上面写明老年人详细的联系方式,外出时戴在老年人脖子上或缝在外套上,也可佩戴防走失手环	
	(2)最好给老年人配备通信设备(手机),预存子女、当地派出所电话,老年人的基本信息以短信形式预存在手机内	

续表 2-25

项目名称	操作步骤	要点与说明
操作过程	(3)失智老年人最好配备有 GPS 定位功能的手表、手环等设备	● 走失时方便及时定位
	(4)失智老年人要有专人陪护,不要让失智老年人独居,需外出时要有人陪同	
	(5)构建安全的居住环境,要特别标注与老年人日常生活密切相关的设施,让老年人反复熟悉,加强记忆	
	(6)多给老年人拍摄生活照,若老年人走失,报警时可以提供近照,以便寻找	
	(7)给老年人穿颜色鲜亮、醒目的衣服,走失后比较醒目,易寻找	
	(8)平时让老年人熟记关键亲友的电话号码,走失后原地等待,不要乱走	
终末评价	1. 关心老年人,态度和蔼	
	2. 注意及时观察老年人反应,了解接受程度	
	3. 做好沟通,使老年人身心愉悦	

（禹 瑞　王玲玲　唐晓旭）

第六节 老年人冷热疗照护技术

任务二十六 热水袋的使用

 情景导入

情景描述:王爷爷,72岁,既往糖尿病病史10年,平时不能规律用药,血糖控制较差,近日因多次血糖升高用药后不能缓解而入院治疗。入院后查体发现老年人肢端末梢血液循环不良,老年人手脚发凉。为更好地进行保暖,医嘱给予热水袋热敷进行保暖。

请思考:

1. 如何使用热水袋给该老年人保暖?

2. 热水袋使用时应注意什么?

1. 目的

用于机体局部或全身,达到促进血液循环、消炎、解痉、镇痛、保暖的作用。

2. 评估老年人情况及观察要点

(1)评估老年人的年龄、病情、治疗情况、意识状态。

(2)评估老年人的局部皮肤状况,如颜色、温度、有无硬结、淤血,有无伤口、感觉障碍及对热的耐受程度。

（3）评估环境温度，必要时屏风遮挡。

3. 操作要点

（1）老年人体位：仰卧位，膝下垫软枕。

（2）操作规范、熟练，动作轻巧。

（3）密切观察老年人局部皮肤颜色、温度。

4. 指导要点

（1）告知老年人使用热水袋的目的、方法和配合要点。

（2）告知老年人采取仰卧位，膝下垫软枕。

（3）老年人若有不舒适时，随时呼叫护理人员。

5. 注意事项

（1）忌用冰袋代替热水袋使用，以免袋口漏水烫伤老年人。

（2）高龄、昏迷、肢体瘫痪麻痹的老年人使用热水袋时，温度应控制在 50 ℃ 以内，可外裹一块大毛巾或放于两层毯子之间，以防止烫伤。

（3）进行热敷时，应向热水袋内灌水 1/2 ~ 2/3 满，避免因局部压力过大而引起压迫性疼痛，使柔软舒适感下降。

（4）经常观察老年人皮肤颜色，如出现皮肤潮红、疼痛，应立即停止使用，并在局部涂上凡士林以保护皮肤。

（5）使用热水袋一般不超过 30 min，以防产生继发效应。若要持续使用热水袋进行保暖，应监测热水袋温度，必要时更换，并严格执行交接班制度。

6. 热水袋的使用操作规程

表 2-26　热水袋的使用操作规程

项目名称	操作步骤	要点与说明
操作准备	1. 护理人员准备:着装整洁、修剪指甲、去掉首饰,洗手、戴口罩	
	2. 环境准备:整洁、安静、舒适、安全,酌情关闭门窗	
	3. 老年人准备:体位舒适,愿意配合	
	4. 物品准备:治疗盘内备热水袋及布套、水温计、大毛巾(必要时);治疗盘外备量杯、热水(50 ℃)、手消毒液等	● 水温适宜,成人60 ℃~70 ℃,老年人50 ℃以内
操作过程	1. 认真核对老年人,评估老年人基本情况并做好核对解释	●耐心解释,取得配合
	2. 检查热水袋有无破损、漏气	●确认能正常使用,防止漏水烫伤老年人
	3. 用水温计测量水温,调节水温在50 ℃以内	●老年人、末梢循环不良、感觉迟钝、麻醉未清醒、昏迷等老年人调节水温在50 ℃以内
	4. 放平热水袋,一手持热水袋口边缘,另一手向袋内灌水至1/2~2/3满	●边灌水边提高热水袋口边缘,使水不溢出,若水灌入过多,热水袋膨胀变硬,柔软舒适感降低
	5. 将热水袋口逐渐放平,去除袋内空气	●排尽空气,以防影响热的传导

续表 2-26

项目名称	操作步骤	要点与说明
操作过程	6. 旋紧塞子,擦干热水袋外壁水迹,倒提并轻轻抖动,检查无漏水后装入布套内	●防止烫伤老年人
	7. 携热水袋及相关用物至老年人床旁	
	8. 置热水袋于治疗部位,热水袋袋口朝向身体的外侧,热水袋外侧可用毛巾包裹或将热水袋置于两层盖被之间	●防止老年人烫伤,以老年人舒适为宜
	9. 注意观察局部皮肤及老年人反应,倾听老年人主诉	●若皮肤出现潮红、疼痛,应停止使用,并在局部涂凡士林以保护皮肤
	10. 用热 30 min 后撤去热水袋,协助老年人取舒适卧位,整理床单位。若用于保暖可持续使用热水袋,但要注意监测热水袋温度,必要时及时更换,并做好交接班	●防止发生继发效应
	11. 整理用物,倒空热水袋,倒挂晾干,吹入少量空气后夹紧袋口,置于阴凉处备用,布套清洁后晾干备用	●防止热水袋内面粘连
	12. 洗手、记录	●减少致病菌传播 ●记录用热部位、时间、效果及老年人反应
终末评价	1. 操作有序、方法正确	
	2. 注意保护老年人安全、防止烫伤	
	3. 关心老年人、动作轻柔,使用热水袋时注意观察老年人的反应,做好沟通,使老年人身心愉悦	

任务二十七　湿热敷技术

情景导入

情景描述:赵奶奶,65 岁,因脑出血后右侧肢体活动不便 2 年余,近日因病情加重伴右肩关节疼痛 5 天入住某医养结合养老院,入院时头颅 CT 提示左侧基底节区脑软化灶形成。入院评定:老年人一般情况可,右侧肢体肌力 5 级,左侧肢体肌力 5 级,右肩关节疼痛明显,老年人上肢上举或外展时右肩关节疼痛明显,被动屈曲可引起剧痛,入院后予以改善循环、营养脑细胞等内科常规治疗及湿热敷治疗。

请思考:

1. 如何给该老年人进行湿热敷?

2. 湿热敷时应注意什么?

1. 目的

用于机体局部,达到消炎、消肿、解痉、镇痛的作用。

2. 评估老年人情况及观察要点

(1)评估老年人的年龄、病情、治疗情况、意识状态。

(2)评估老年人的局部皮肤状况,如颜色、温度、有无硬结、淤血,有无伤口、感觉障碍及对热的耐受程度。

(3)评估老年人的心理状态、活动能力及配合程度。

(4)评估环境温度,必要时屏风遮挡。

3. 操作要点

（1）老年人体位:左侧卧位。

（2）操作规范、熟练,动作轻巧。

（3）密切观察老年人局部皮肤颜色、温度。

4. 指导要点

（1）告知老年人进行湿热敷的目的、方法和配合要点。

（2）协助老年人采取左侧卧位。

（3）水温适中,冬季注意保暖。

5. 注意事项

（1）伤口部位湿热敷应执行无菌操作,治疗后按外科换药法处理伤口。

（2）湿热敷过程中随时与老年人交流并检查敷布的温度及老年人皮肤颜色,每 3~5 min 更换一次敷布,维持适当的温度。

（3）若老年人需要进行湿热敷的部位对压力无禁忌,可在敷布上先放置热水袋,再盖上大毛巾,以保持温度。

（4）进行面部湿热敷时,应叮嘱老年人在室内休息 30 min 后方可外出,以防止感冒。

6. 湿热敷技术操作规程

表 2-27　湿热敷技术操作规程

项目名称	操作步骤	要点与说明
操作准备	1. 护理人员准备:着装整洁、修剪指甲、去掉首饰,洗手、戴口罩	
	2. 环境准备:整洁、安静、舒适、安全,酌情关闭门窗	

续表 2-27

项目名称	操作步骤	要点与说明
操作准备	3. 老年人准备:了解湿热敷的目的、方法、注意事项及配合要点;排空大小便,体位舒适	
	4. 物品准备:治疗盘内备敷布(大于患处面积)2 块、长把钳子 2 把、凡士林、棉签、纱布、弯盘、塑料薄膜、棉垫或毛巾、橡胶单或治疗巾、水温计;治疗盘外备热水瓶、小盆(内盛 50 ℃~60 ℃热水)、无菌手套、手消毒液,必要时备热水袋、大毛巾、有伤口者备换药用物	●物品准备齐全
操作过程	1. 认真核对老年人、评估老年人基本情况并做好核对解释	●耐心解释,取得配合
	2. 根据老年人病情备齐用物	●伤口处湿热敷需备无菌用物及换药用物
	3. 携用物至老年人床旁,再次进行老年人核对	●确认老年人,避免差错
	4. 协助老年人取舒适卧位,暴露治疗部位,必要时床帘或屏风遮挡	●保护老年人隐私,维持自尊
	5. 垫一次性治疗巾于受敷部位下方,患处涂凡士林(范围略大于患处)后,在上方盖一层纱布	●凡士林可减缓热传导,既可防止烫伤又可保持热效;盖纱布可防止凡士林粘在敷布上
	6. 戴手套,将敷布浸入热水中,用持物钳将浸在热水中的敷布拧至不滴水为宜	

续表 2-27

项目名称	操作步骤	要点与说明
操作过程	7. 抖开敷布,用手腕掌侧皮肤试温后折叠敷布敷于患处,敷布上可加盖塑料薄膜及棉垫或毛巾。若治疗部位不忌压,可在棉垫或毛巾上放置热水袋并加盖大毛巾	●塑料薄膜可防止棉垫或毛巾潮湿;棉垫、毛巾等可维持热敷温度
	8. 若热敷部位有伤口,须按照无菌技术处理伤口	●防止感染
	9. 每 3~5 min 更换一次敷布,若老年人感觉过热,可掀开敷布一角散热,及时更换盆内热水,治疗时间以 15~20 min 为宜	●注意控制用热时间,防止继发效应
	10. 观察老年人局部皮肤反应,注意倾听老年人主诉	●防止老年人烫伤,以老年人舒适为宜
	11. 治疗毕,撤去用物,用纱布擦去凡士林,轻轻拭干热敷部位	●切勿使用摩擦方法擦干热敷部位,由于皮肤处于湿热气中时间较长,容易破损
	12. 协助老年人取舒适卧位,并帮助老年人整理床单位	●保证舒适安全
	13. 按照规定消毒处理用物,正确处理垃圾	●防止交叉感染
	14. 洗手、记录	●减少致病菌传播 ●记录湿热敷部位、时间、效果、局部反应及老年人反应

续表 2-27

项目名称	操作步骤	要点与说明
终末评价	1. 操作有序、方法正确	
	2. 注意保护老年人安全、防止烫伤和感染	
	3. 关心老年人、动作轻柔、使用湿热敷时注意观察老年人的反应,做好沟通,使老年人身心愉悦	

任务二十八　冰袋降温法

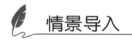 情景导入

情景描述:刘爷爷,63 岁,因肺炎入住某医养结合养老院,经检查体温 39.8 ℃,脉搏 118 次/min,精神萎靡不振、面色潮红,皮肤灼热。医嘱立即用冰袋行物理降温。

请思考:

1. 如何给该老年人进行冰袋降温?

2. 冰袋降温时应注意什么?

1. 目的

用于机体局部,达到降温、消炎、止血、镇痛的作用。

2. 评估老年人情况及观察要点

(1)评估老年人的年龄、病情、体温、治疗情况、意识状态。

（2）评估老年人的局部皮肤状况、循环状况,对冷的耐受度,有无感觉障碍,等等。

（3）评估老年人的心理状态、活动能力及配合程度。

3. 操作要点

（1）老年人体位:仰卧位。

（2）操作规范、熟练,动作轻巧。

（3）密切观察老年人局部皮肤颜色,确保无冻伤、无不良反应发生。

4. 指导要点

（1）告知老年人进行冰袋降温的目的、方法和配合要点。

（2）协助老年人采取舒适卧位。

（3）用冷时间正确,避免冻伤或出现继发效应。

5. 注意事项

（1）注意观察老年人局部皮肤变化,每 10 min 查看一次局部皮肤颜色,如出现苍白、青紫、麻木等情况应立即停止用冷并给予相应处理。

（2）使用冰袋降温后 30 min 后需测量体温,当体温降至 39 ℃以下,应取下冰袋,并在体温单上进行记录。

（3）用冷的时间最长不超过 30 min,需长时间用冷者应休息 1 h 后再重复使用,以防发生不良反应。

（4）用冷过程中应随时观察并检查冰袋是否夹紧,有无发生漏水。冰块完全融化时,应立即更换并保持布袋的干燥。

6.冰袋降温法操作规程

表 2-28　冰袋降温法操作规程

项目名称	操作步骤	要点与说明
操作准备	1.护理人员准备:着装整洁、修剪指甲、去掉首饰,洗手、戴口罩	
	2.环境准备:整洁、安静、舒适、安全,酌情关闭门窗,必要时床帘或屏风遮挡老年人	
	3.老年人准备:了解冰袋降温的目的、方法、注意事项及配合要点;排空大小便,取舒适卧位	
	4.物品准备:治疗盘内备冰袋、布套、毛巾、帆布袋、木槌;治疗盘外备冰块、盆、冷水、漏勺及手消毒液等	●物品准备齐全
操作过程	1.认真核对老年人、评估老年人基本情况并做好核对解释	●耐心解释,取得配合
	2.根据老年人情况备齐用物,检查冰袋有无破损、漏气	●确保冰袋可以正常使用
	3.将冰块装入布袋内,用木槌敲成小块,放入盆内用冷水冲去棱角	●防止冰块棱角刺破冰袋发生漏水
	4.将小冰块装入冰袋 1/2～2/3 满,驱出袋内空气,夹紧袋口	●空气可加速冰的融化,使冰袋与皮肤的接触面积减少,降低治疗效果
	5.用毛巾擦干冰袋,倒提抖动检查无漏水后套上布套	●防止冰袋漏水冻伤老年人或引起不适感

续表 2-28

项目名称	操作步骤	要点与说明
操作过程	6. 携用物至老年人床旁,再次进行老年人核对	●确认老年人,避免差错
	7. 协助老年人取舒适卧位,暴露治疗部位,必要时床帘或屏风遮挡	●保护老年人隐私,维持自尊
	8. 将冰袋置于老年人前额或头顶部和体表大血管流经处(颈部两侧、腋窝、腹股沟等);冰袋置于前额时,为减轻局部的压力,需将冰袋悬吊于支架上,确保冰袋与前额皮肤的接触	●避免压迫局部组织,阻碍血液循环 ●冰块已融化应及时更换,以保证疗效
	9. 注意观察皮肤及老年人反应,冰袋有无异常,倾听老年人主诉,如出现皮肤发紫、麻木感,立即停止使用	●防止发生血液循环障碍或冻伤
	10. 30 min 后撤除冰袋,协助老年人卧于舒适卧位,整理床单位	●防止产生继发效应
	11. 整理用物,倒空冰袋,倒挂晾干,吹入少量空气后夹紧袋口,置于阴凉处备用,布套清洁后晾干备用	●防止冰袋内面相互粘连
	12. 按照规定消毒处理用物,正确处理垃圾	●防止交叉感染
	13. 洗手、记录	●减少致病菌传播 ●记录用冷的部位、时间、效果、局部反应及老年人反应

续表 2-28

项目名称	操作步骤	要点与说明
终末评价	1. 操作有序、方法正确	
	2. 注意保护老年人安全、防止冻伤	
	3. 关心老年人、动作轻柔、使用冰袋降温时注意观察老年人的反应,做好沟通,使老年人身心愉悦	

任务二十九　温水/乙醇拭浴法

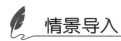 **情景导入**

情景描述:老年男性,65 周岁,1 月前入住某医养结合养老院。今晨护理人员测量体温 39.5 ℃,新冠核酸结果阴性。老年人伴有呼吸急促,面色潮红,皮肤灼热。医嘱立即用温水/乙醇拭浴行物理降温。

请思考:

1. 如何给该老年人进行温水/乙醇拭浴?

2. 温水/乙醇拭浴时应注意什么?

1. 目的

通过温水或乙醇的蒸发和传导作用来增加机体的散热,达到为高热老年人降温的目的。

2. 评估老年人情况及观察要点

(1)评估老年人的年龄、病情、体温、过敏史、治疗情况、意识状态。

（2）评估老年人拭浴前的局部皮肤状况、循环状况，对冷的耐受度，有无感觉障碍，等等。

（3）评估老年人的心理状态、活动能力及配合程度。

3. 操作要点

（1）老年人体位：仰卧位。

（2）操作规范、熟练，动作轻巧。

（3）明确温水/乙醇拭浴法的使用适应证与禁忌证，注意观察局部皮肤及老年人反应，保证老年人无畏冷、寒战等不良反应。

4. 指导要点

（1）告知老年人进行温水/乙醇拭浴的目的、方法和配合要点。

（2）告知老年人排空大小便。

（3）协助老年人采取舒适卧位。

5. 注意事项

（1）擦拭过程中，注意观察局部皮肤情况及老年人反应，重点观察皮肤有无发红、苍白、出血点，如老年人出现寒战、面色苍白、脉搏及呼吸异常等立即停止操作，报告医生给予处理。

（2）因心前区用冷可导致反射性心率减慢、心房纤颤或心室纤颤及房室传导阻滞，腹部用冷易引起腹泻，足底用冷可导致反射性末梢血管收缩影响散热或引起一过性冠状动脉收缩，故心前区、腹部、后颈、足底为拭浴的禁忌部位。

（3）拭浴时以拍拭（轻拍）方式进行，不能用摩擦方式，避免摩擦生热。

6. 温水/乙醇拭浴法操作规程

表 2-29　温水/乙醇拭浴法操作规程

项目名称	操作步骤	要点与说明
操作准备	1. 护理人员准备:着装整洁、修剪指甲、去掉首饰,洗手、戴口罩	
	2. 环境准备:整洁、安静、舒适、安全,温度适宜,酌情关闭门窗,必要时用床帘或屏风遮挡老年人	
	3. 老年人准备:了解温水/乙醇拭浴的目的、方法、注意事项及配合要点;排空大小便,取舒适卧位	
	4. 物品准备:治疗盘内备大毛巾、小毛巾、热水袋及套、冰袋及套;治疗盘外备脸盆(内盛放 32 ℃ ~ 34 ℃ 温水、2/3 满,或盛放 30 ℃、25% ~ 35% 乙醇 200 ~ 300 mL)、手消毒液,必要时备干净衣裤、屏风、便器等	●物品准备齐全
操作过程	1. 认真核对老年人、评估老年人基本情况并做好核对解释	●耐心解释,取得配合
	2. 根据老年人病情备齐用物,按照热水袋、冰袋的使用方法备好热水袋和冰袋	
	3. 携用物至老年人床旁,再次核对老年人;用床帘或屏风遮挡,松开床尾盖被,按需准备便器,协助老年人脱去上衣、松解裤带	●确认老年人,避免差错 ●注意保暖、尽量减少暴露以保护老年人隐私,维持自尊

续表 2-29

项目名称	操作步骤	要点与说明
操作过程	4. 在老年人头部置冰袋	●冰袋置头部有助降温并可防止拭浴时表皮血管收缩、头部充血
	5. 在老年人足底置热水袋	●热水袋置足底可促进足底血管扩张,减轻头部充血并使老年人感觉舒适
	6. 协助老年人脱去衣裤,将大浴巾垫于拭浴部位下方,小毛巾浸入盛有乙醇或温水的小盆中、拧至半干,缠于手上形成手套状,以离心方向拍拭,拭浴完毕用大毛巾擦干皮肤	●拭浴时避免使用摩擦的方式,防止摩擦生热 ●每拍拭一个部位更换小毛巾,以维持拭浴温度
	7. 双上肢拍拭:老年人取仰卧位,拍拭顺序为:颈部外侧→肩部→上臂外侧→前臂外侧→手背;侧胸→腋窝→上臂内侧→肘窝→前臂内侧→手心,先擦拭近侧后对侧	●每侧肢体拍拭 3 min,擦拭全过程不宜超过 20 min,防止发生继发效应 ●擦拭至腋窝、肘窝、手心处可稍用力并适当延长时间,以促进散热
	8. 拍拭背腰部:协助老年人侧卧,分上、中、下三部分纵向拍拭背部,擦拭顺序:颈下→肩部→臀部	
	9. 协助老年人穿衣	●先穿对侧、后穿近侧 ●先穿患侧、后穿健侧

155

续表 2-29

项目名称	操作步骤	要点与说明
操作过程	10. 拍拭下肢:协助老年人取仰卧位,脱去裤子,擦拭顺序:髂骨→下肢外侧→足背;腹股沟→下肢内侧→内踝;臀下→大腿后侧→腘窝→足跟,先擦拭近侧后对侧	●擦拭腹股沟、腘窝处可稍用力拍拭并适当延长拍拭时间,以促进散热
	11. 协助老年人穿好裤子,取舒适卧位	
	12. 观察局部皮肤及老年人反应,倾听老年人主诉	●如有异常,停止拭浴,及时进行处理
	13. 拭浴结束,取下热水袋,根据老年人需要更换干净的衣裤,整理床单位,拉开床帘或撤去屏风	
	14. 30 min 后测量体温,若体温降至 39 ℃以下,取下头部冰袋	●取下冰袋后,可酌情给予温开水,帮助降温,防止老年人虚脱
	15. 按照规定消毒处理用物,正确处理垃圾	●防止交叉感染
	16. 洗手、记录	●减少致病菌传播 ●拭浴时间、效果、局部反应及老年人反应
终末评价	1. 操作有序、方法正确	
	2. 注意保护老年人安全、防止不良反应	
	3. 关心老年人、动作轻柔、使用温水/乙醇拭浴时注意观察老年人的反应,做好沟通,使老年人安全舒适	

（吕东霞　王书香　张晓丽）

第三章
老年人专业照护技术

第一节　老年人生命体征测量技术

任务三十　体温的测量

情景导入

情景描述：章奶奶，78岁，3年前由于脑中风引起右侧肢体偏瘫，生活不能自理，大部分时间卧床，由护理人员负责照护。今天早上护理人员在给章奶奶晨间护理时发现章奶奶面色潮红、精神欠佳，询问老年人是否有不适，章奶奶自述全身酸痛且怕冷，护理人员需要为老年人测量体温。

请思考：

1. 如何给老年人测量体温？

2. 测量体温有哪几种方式？应注意什么？

1. 目的

（1）判断老年人体温有无异常,若有异常根据体温值判断发热程度。

（2）动态监测体温变化,分析热型并观察伴随症状。

（3）协助诊断,为预防、诊断、治疗和护理提供依据。

2. 评估老年人情况及观察要点

（1）评估老年人的精神状态、自理能力、合作程度。

（2）观察老年人的体温状况:程度、热型、伴随症状等。

（3）观察询问老年人在 30 min 内有无影响测量体温准确性的因素存在。

3. 操作要点

（1）老年人体位:安置老年人于舒适卧位,直肠测温采取侧卧位、俯卧位、屈膝仰卧位。

（2）在测体温前老年人应避免喝冷、热饮,剧烈运动,情绪激动及洗澡等,若有以上情况应安静休息 30 min 以上再进行测量。

4. 指导要点

（1）告知老年人体温测量的目的、方法和配合要点。

（2）指导老年人采取合适卧位。

（3）告知老年人测量体温的方式、时间,指导其做好准备。

5. 注意事项

（1）精神异常、昏迷、口腔疾患、口鼻手术、呼吸困难的老年人不宜测量口温。

（2）病情危重的老年人、躁动的老年人，应设专人守护，防止意外。

（3）腋窝有创伤、手术、炎症、腋下出汗较多、过度消瘦或者肩关节受伤的老年人不宜测量腋下温度。

（4）避免影响体温测量的各种因素：测温前若有进食、冷热饮、冷热敷、沐浴、运动、坐浴、灌肠等，应休息 30 min 后再测量。

（5）口腔测温时若老年人不慎咬破体温计，应先及时清除玻璃碎屑，再口服蛋清或牛奶，若病情允许，可服用粗纤维食物，加速汞的排出。

（6）发现体温与病情不相符时，应在床旁监测，必要时做肛温和口温对照复查。

（7）甩体温计时腕部用力，避免触及他物，以防撞碎；切忌把体温计放在热水中清洗或沸水中煮，以免爆裂。

（8）为防止交叉感染，测量后的体温计要按消毒隔离的原则进行消毒处理。

6. 体温的测量操作规程

表 3-1　体温的测量操作规程

项目名称	操作步骤	要点与说明
操作准备	1. 护理人员准备：着装整洁、修剪指甲、去掉首饰，洗手、戴口罩	
	2. 环境准备：整洁、安静、安全，测肛温时应拉好床帘	●环境适宜，测肛温注意保护老年人隐私

续表 3-1

项目名称	操作步骤	要点与说明
操作准备	3. 老年人准备:了解测量体温的目的、方法、注意事项及配合要点;体位舒适,情绪稳定	● 老年人在测体温前避免喝冷饮、热饮、剧烈运动、情绪激动及洗澡等,若有以上情况应安静休息 30 min 之后再测,以免影响测量结果
	4. 物品准备:治疗盘内备容器两个(一个盛放已消毒的体温计,一个盛放测温后的体温计)、消毒液浸湿的纱布、秒表、记录本、笔、弯盘。如果测量肛温,另备润滑油、棉签、卫生纸。根据测温方式选择合适的体温计	
操作过程	1. 护理人员与老年人做好沟通,取得配合	●耐心解释,取得配合
	2. 护理人员评估老年人的身体状况,确定老年人在 30 min 内没有影响实际体温的因素	● 排除影响体温的因素
	3. 安置体位:协助老年人取舒适卧位。直肠测温时取侧卧位、俯卧位、屈膝仰卧位,注意保护老年人隐私	●根据老年人的病情、意识状态等选择合适的测量方法
	4. 护理人员检查体温计是否完好可用,水银柱要甩到 35 ℃以下	●甩体温表时注意安全,不要碰到其他物品,以防破碎

续表 3-1

项目名称	操作步骤	要点与说明
操作过程	5. 测量体温(根据老年人情况,选择合适的测温方式)	●测温方式包括口温、腋温和肛温
	(1)口温测量法:叮嘱老年人张口,将体温计汞端斜放于舌下热窝处,嘱老年人口唇紧闭,用鼻呼吸,测量时间 3 min	●舌系带的两侧是舌下热窝,是口腔中温度最高的部位 ●避免老年人咬碎口温计
	(2)腋温测量法:擦干腋下汗液,将体温计紧贴皮肤放于腋窝处,叮嘱老年人屈臂过胸夹紧体温计,测量时间 10 min	●擦干汗液并夹紧体温计,以保证测量准确性
	(3)肛温测量法:润滑肛表水银端,轻轻插入肛门 3~4 cm,测量时间 3 min	●润滑时可用油剂或肥皂水 ●老年人意识不清时护理人员应守护在旁边
	6. 记录测量结果:取出体温计,用消毒液浸泡的纱布擦拭,正确读数并将结果记录于记录本上	●擦拭时,从手持端擦向水银端 ●肛表取出后,用卫生纸擦拭肛门处遗留的润滑剂及污物
	7. 安置老年人:整理老年人床单位,并协助其取舒适卧位	
	8. 消毒用物:按消毒隔离原则对体温计进行消毒	●防止交叉感染
	9. 整理用物、洗手、记录,并将测得的体温值绘制于体温单上	●减少致病菌传播

续表 3-1

项目名称	操作步骤	要点与说明
终末评价	1. 操作有序、方法正确	
	2. 体温的测量方法正确,测量结果准确	
	3. 关心老年人、动作轻柔、与老年人或老年人家属有效沟通,取得理解和正确配合	

任务三十一　脉搏的测量

情景导入

情景描述:王爷爷,88 岁,借助拐杖可以独立行走,可以独自进食、洗漱,平素身体健康,生活大部分可以自理。今日早晨王爷爷早起锻炼,感觉心慌,护理人员为其测量脉搏。

请思考:

1. 如何给老年人测量脉搏?

2. 测量脉搏时应注意什么?

1. 目的

(1)判断老年人脉搏有无异常,并观察有无伴随症状。

(2)为老年人疾病的预防、诊断、治疗和护理提供依据。

(3)动态监测老年人的脉搏情况。

2. 评估老年人情况及观察要点

（1）评估老年人的精神状态、自理能力、合作程度、治疗及用药情况。

（2）观察老年人脉搏测量部位的皮肤状况及肢体活动度。

（3）评估老年人 30 min 内有无影响脉搏准确性的因素存在。

（4）评估老年人有无安装心脏起搏器。

3. 操作要点

（1）老年人脉搏测量部位，首选桡动脉。

（2）动作轻稳、测量方法正确。

（3）测量时，确保老年人没有影响脉搏的因素存在。

4. 指导要点

（1）告知老年人测量脉搏的目的、方法和配合要点。

（2）告知老年人测量的注意事项。

5. 注意事项

（1）不能使用拇指诊脉，因拇指小动脉的搏动明显，易与老年人的脉搏相混淆。

（2）测量脉搏前，如老年人有剧烈运动、紧张、恐惧等，应安静休息 30 min 后再测。

（3）测量脉率时应同时注意节律、强弱等情况。脉搏细弱难以触诊时，应测心尖搏动 1 min。

（4）正常脉搏测量 30 s 乘以 2，异常脉搏及病情危重的老年人应测量 1 min。脉搏短绌的老年人,应由两名护理人员同时测量,一人听心率,一人测脉率,由听心率者发出"开始"和"结束"的指令,计时 1 min。

（5）为偏瘫老年人测量脉搏,应选择健侧肢体。

6. 脉搏的测量操作规程

表 3-2　脉搏的测量操作规程

项目名称	操作步骤	要点与说明
操作准备	1. 护理人员准备:着装整洁、修剪指甲、去掉首饰,洗手、戴口罩	
	2. 环境准备:关闭门窗或屏风遮挡、室内温湿度适宜	
	3. 老年人准备:了解操作的目的、方法及配合要点,体位舒适,情绪稳定	●不要有剧烈运动、紧张、恐惧等影响脉搏的因素
	4. 物品准备:治疗盘内备秒表、记录本、笔,必要时备听诊器	●听诊器用于老年人脉搏短绌时听心率
操作过程	1. 护理人员与老年人做好沟通,取得配合	●耐心解释,使其能正确配合
	2. 安放手臂:协助老年人取卧位或者坐位,手臂放于舒适的位置,将手腕伸开,掌心向上,身心放松	●老年人取舒适体位,同时方便护理人员操作
	3. 测量脉搏:护理人员以食指、中指、无名指指腹按压桡动脉处,一般情况下测量 30 s,测得的数值乘以 2;病情危重的老年人或脉搏异常者应测量 1 min	●按压时以能清楚触及脉搏为宜,同时要注意脉率、脉搏强弱、动脉管壁弹性等情况

续表 3-2

项目名称	操作步骤	要点与说明
操作过程	4.脉搏短绌时由两名护理人员同时测量,一人听心率,一人测脉率,由听心率者发出"开始"和"结束"的口令,测量时间是 1 min	●听心率时将听诊器放于心尖部 ●心尖部:正常成人位于第五肋间左锁骨中线内侧 0.5~1 cm 处
	5.记录:将数值正确记录于记录本上	●脉搏短绌记录为:心率/脉率
	6.协助老年人取舒适卧位,整理床单位	●确保老年人舒适、床单位整洁
	7. 整理用物、洗手、记录,并将测得的脉搏绘制在体温单上	●减少致病菌传播
终末评价	1.操作有序、方法正确,测量结果准确	
	2.老年人安全、无损伤、无其他不适	
	3.护理人员能与老年人或者家属有效沟通,得到理解与正确配合	

任务三十二 呼吸的测量

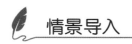 情景导入

情景描述:李奶奶,86岁,可以借助拐杖缓慢行走,可以自行进食,洗漱时需要有人协助,生活部分自理。平素李奶奶喜欢早起,起床后在院内缓慢行走锻炼身体,行走时无任何不适。今天早晨,李奶奶例行锻炼,但是行走时突然感觉心慌、胸闷,呼吸不畅。护理人员为其测量呼吸。

请思考:

1. 如何给老年人测量呼吸?

2. 测量呼吸时应注意什么?

1. 目的

(1)判断老年人呼吸有无异常。

(2)预防老年人突发疾病,为临床诊断、治疗、护理提供依据。

(3)动态监测老年人的呼吸情况。

2. 评估老年人情况及观察要点

(1)评估老年人的精神状态、自理能力、合作程度。

(2)观察老年人的病情、伴随症状等。

(3)评估老年人在 30 min 内有无影响呼吸准确性的因素存在等。

3. 操作要点

(1)老年人体位:舒适卧位。

（2）动作轻稳、测量方法正确。

（3）护理人员在为老年人测量呼吸时应保持诊脉的姿势不变以减少情志对呼吸的影响。

4. 指导要点

（1）告知老年人测量呼吸的目的、方法和配合要点。

（2）协助老年人取舒适卧位。

（3）教会老年人或家属具有识别异常呼吸的能力，能对异常呼吸进行自我护理。

5. 注意事项

（1）测呼吸前老年人如有剧烈运动、情绪激动等，应休息 30 min 后再测量。

（2）呼吸容易受意识控制，因此测量呼吸前不必刻意解释，在测量过程中尽量不让老年人察觉，以免紧张，影响测量结果的准确性。

（3）病情危重的老年人呼吸微弱，可用少许棉絮置于老年人鼻孔前，观察棉花被吹动的次数，计时 1 min。

（4）呼吸不规律的老年人，应当测量 1 min。

6. 呼吸的测量操作规程

表 3-3　呼吸的测量操作规程

项目名称	操作步骤	要点与说明
操作准备	1. 护理人员准备：着装整洁、修剪指甲、去掉首饰，洗手、戴口罩	
	2. 环境准备：关闭门窗或屏风遮挡、室内温湿度适宜	

续表 3-3

项目名称	操作步骤	要点与说明
操作准备	3. 老年人准备:了解测量呼吸的目的、方法及注意事项,体位舒适、情绪稳定	●呼吸容易受意识控制,因此测量呼吸前不必刻意解释,在测量过程中尽量不让老年人察觉,以免紧张,影响测量的准确性
	4. 物品准备:治疗盘内备秒表、记录本、笔,必要时备棉花	●棉花是为呼吸微弱的老年人测量时使用
操作过程	1. 护理人员与老年人做好沟通,取得配合	●确认老年人,但要避免引起老年人紧张
	2. 测量呼吸:护理人员测脉搏后,手仍然保持诊脉的姿势不变,观察胸部或腹部起伏(一起一伏为 1 次呼吸)。一般情况测量 30 s,测得的数值乘以 2,异常呼吸需测量 1 min	●防止老年人紧张影响呼吸频率 ●男性以腹式呼吸为主。当腹腔内压力增高,如腹膜炎、大量腹腔积液、肝脾极度增大、腹腔内巨大肿瘤等,使膈肌下降受限,会造成腹式呼吸减弱,胸式呼吸增强 ●女性以胸式呼吸为主。当胸部或肺部发生病变时,如肺炎、胸膜炎胸壁外伤等产生的剧烈疼痛,均可使胸式呼吸减弱,腹式呼吸增强

续表 3-3

项目名称	操作步骤	要点与说明
操作过程	3.呼吸微弱的老年人,可将少许棉花放于老年人的鼻孔前,观察棉花被吹动的次数,计时 1 min	●注意节律、深度、声音、形态以及有无呼吸困难 ●吸气性呼吸困难的特点:吸气费力,吸气时间延长,有显著的三凹征(胸骨上窝、锁骨上窝、肋间隙或腹上角凹陷)。常见于气管内异物、喉头水肿等 ●呼气性呼吸困难的特点:呼气费力,呼气时间延长。常见于支气管哮喘、阻塞性肺气肿等 ●混合性呼吸困难的特点:吸气、呼气均感费力,呼吸表浅、呼吸频率增加。常见于肺部感染、广泛性肺纤维化、大片肺不张、大量胸腔积液、气胸等
	4.准确记录:将测量的呼吸值记录在记录本上	
	5.安置老年人:协助老年人取舒适卧位,整理床单位	●确保老年人舒适、安全、整洁

续表 3-3

项目名称	操作步骤	要点与说明
操作过程	6.整理用物、洗手、记录,并将呼吸值记录在护理记录单上	●减少致病菌传播
终末评价	1.操作有序、测量方法正确,测量结果准确	
	2.老年人清楚稳定,无影响呼吸的因素存在	
	3.关心老年人、动作轻柔、测量呼吸时注意观察老年人的反应,使老年人身心愉悦	

任务三十三　血压的测量

情景导入

情景描述:张爷爷,79岁,平素身体健康,生活可以自理。喜欢运动,每天晨起在院内打太极拳锻炼身体,今天早晨李爷爷在打太极过程中突然感觉头晕不适。要求护理人员为其测量血压。

请思考:

1.如何给老年人测量血压?

2.测量血压时应注意什么?

1. 目的

（1）判断老年人血压有无异常,间接了解老年人循环系统的功能状况。

（2）协助诊断,为预防、治疗和照护提供依据。

2. 评估老年人情况及观察要点

（1）评估老年人的精神状态、自理能力、有无偏瘫及功能障碍。

（2）观察老年人在 30 min 内有无影响测量血压准确性的因素存在。

（3）评估老年人心理状态、合作程度。

3. 操作要点

（1）老年人体位:仰卧位、俯卧位、侧卧位、坐位。

（2）动作轻稳、测量方法正确。

（3）正确听血压:当听到第一声搏动音时,此时水银柱上所对应的刻度即为收缩压;随后搏动音逐渐减弱,当搏动音减弱明显或者消失时,此时水银柱所对应的刻度即为舒张压。

4. 指导要点

（1）告知老年人测量血压的目的、方法和配合要点。

（2）告知老年人采取合适的卧位,露出测量肢体。

（3）告知老年人在 30 min 内不要有剧烈活动、情绪激动、吸烟、进食等影响血压的活动。

5. 注意事项

（1）测量血压前检查血压计及听诊器,确保血压计及听诊器符合要求,避免测量误差。

(2)如老年人测量前有运动、情绪激动、吸烟、进食等,应安静休息 30 min 之后再测量。

(3)对需密切观察血压的老年人,应做到四定,即"定时间、定部位、定体位、定血压计"。

(4)选择恰当的肢体进行测量,偏瘫的老年人应选择健侧肢体;一侧肢体正在输液或实施过手术,应选择对侧肢体测量。

(5)发现血压听不清或异常时应重新测量。重测时,待水银柱降至"0"点,让老年人休息 2~3 min 再测量,一般连续测量 2~3 次,取其最低值,必要时进行双侧对照。

(6)给血压计充气时不可过猛、过高,放气不可过快、过慢,以免造成测量值误差。

(7)排除影响血压准确性的外界因素。

1)设备原因:袖带过宽,大段血流受阻,测得的血压值偏低;袖带过窄,需加大力量才能阻断动脉血流,测得的血压值偏高。此外,橡胶管过长、水银量不足也可使测得的血压值偏低。

2)操作原因:①老年人体位:肱动脉位置高于心脏水平,由于重力原因,会使测得的血压值偏低;反之偏高。②袖带松紧:袖带缠得过紧,未充气前血管已经受压,会使测得的血压值偏低;袖带缠得过松,呈气球状,有效面积变窄,测得的血压值偏高。③视线水平:测量者视线高于水银柱弯月面,使得测得的血压值偏低;反之则偏高。④放气速度:放气速度太慢,静脉充盈时间长,使测得的舒张压偏高;放气速度太快,不易看清数字,读数不准。

6. 血压的测量操作规程

表 3-4　血压的测量操作规程

项目名称	操作步骤	要点与说明
操作准备	1. 护理人员准备：着装整洁、修剪指甲、去掉首饰，洗手、戴口罩	
	2. 环境准备：环境安静整洁、温度适中、光线适宜	●避免着凉
	3. 老年人准备：了解测量血压的目的、方法及注意事项，体位舒适、情绪稳定	●老年人在 30 min 内不要有剧烈活动、情绪激动、吸烟、进食等影响血压的活动
	4. 物品准备：血压计、听诊器（检查血压计的袖带宽窄是否合适，水银是否充足，玻璃管是否良好，橡胶管与加压气球有无漏气，听诊器是否完好可用）、记录本、笔	
操作过程	1. 核对解释：护理人员与老年人做好沟通，取得配合	●耐心解释，取得配合
	2. 水银血压计测量血压	
	（1）上肢血压测量法（肱动脉）	
	①安置体位：老年人取坐位或者仰卧位。坐位时肱动脉平第四肋软骨，仰卧位时平腋中线	●保持被测肢体的肱动脉与心脏位于同一水平线上，以免影响测得的数值
	②选择肢体：根据老年人情况选择肢体，无特殊情况一般选择右上臂。卷袖（必要时脱袖），露出上臂，掌心向上，肘部伸直，手臂自然放置	●袖口不宜过紧，以免影响血流，影响测得的血压值

续表 3-4

项目名称	操作步骤	要点与说明
操作过程	③打开血压计:妥善放置血压计,打开水银槽开关	●放置血压计时确保血压计的"0"点与肱动脉、心脏位于同一水平
	④缠好袖带:驱尽袖带内的空气,平整地缠在上臂中部,袖带下缘距肘窝 2~3 cm,松紧以能塞入一指为宜	●袖带过松、过紧都会影响血压值
	⑤放听诊器:将听诊器胸件放于肱动脉搏动最明显处,一手稍加固定,一手握加压气球,关闭加压气球阀门	●不可将胸件塞入袖带内 ●听诊器胸件要和皮肤紧密接触,但压力不可过大
	⑥充气加压:充气至肱动脉搏动音消失后再升高 20~30 mmHg(2.6~4.0 kPa)	●肱动脉搏动音消失说明袖带内压力大于心脏收缩压,血流阻断 ●充气速度要缓慢均匀
	⑦正确读数:打开加压气球阀门,缓慢放气,以每秒 4 mmHg(0.5 kPa)的下降速度为宜,双眼平视水银汞柱上的刻度,同时注意肱动脉搏动音的变化。当听到第一声搏动音时,此时水银柱上所对应的刻度即为收缩压;随后搏动音逐渐减弱,当搏动音减弱明显或者消失时,此时水银柱所对应的刻度即为舒张压	●读数时,视线与水银柱的弯月面保持水平 ●第一声搏动音出现表示袖带内压力已降至与心脏收缩压相等,血流能通过受阻的肱动脉

续表 3-4

项目名称	操作步骤	要点与说明
操作过程	（2）下肢血压测量法（腘动脉）	
	①安置体位：可协助老年人取仰卧位、俯卧位、侧卧位	
	②选择肢体：协助老年人挽起一侧裤腿，必要时脱去一侧的裤腿，露出大腿部	●裤腿不可过紧，以免影响血流
	③缠好袖带：将袖带缠于大腿下部，袖带下缘距腘窝 3~5 cm，松紧以能塞入一指为宜，将听诊器的胸件放于腘动脉搏动最明显处，一手稍加固定，一手握住加压气球，关闭加压气球阀门	
	④充气加压：充气至腘动脉搏动音消失后再升高 20~30 mmHg（2.6~4.0 kPa）	●腘动脉搏动音消失说明袖带内压力大于心脏收缩压，血流阻断 ●充气速度要缓慢均匀
	⑤正确读数：打开加压气球阀门，缓慢放气，以每秒 4 mmHg（0.5 kPa）的下降速度为宜，双眼平视水银汞柱上的刻度，同时注意腘动脉搏动音的变化。当听到第一声搏动音时，此时水银柱上所对应的刻度即为收缩压；随后搏动音逐渐减弱，当搏动音减弱明显或者消失时，此时水银柱所对应的刻度即为舒张压	●读数时，视线与水银柱的弯月面保持水平 ●第一声搏动音出现表示袖带内压力已降至与心脏收缩压相等，血流能通过受阻的肱动脉
	3. 整理用物：测量结束后，驱尽袖带内的空气，将袖带整理好放入盒内，将血压计右倾 45°，关闭水银槽开关，盖上盒盖，妥善放置	●金属部件不要挤压水银管，以防水银管破裂 ●确保水银完全回流到水银槽内

续表 3-4

项目名称	操作步骤	要点与说明
操作过程	4.电子血压计测量血压	
	（1）上臂式电子血压计	
	①安置体位:老年人取坐位或者仰卧位。坐位时肱动脉平第四肋软骨,仰卧位时平腋中线	●保持被测肢体的肱动脉与心脏位于同一水平线上,以免影响测得的数值
	②选择肢体:根据老年人情况选择肢体,无特殊情况一般选择右上臂。卷袖（必要时脱袖）,露出上臂,掌心向上,肘部伸直,手臂自然放置	
	③打开血压计:打开血压计电源开关	●注意屏幕显示情况、电源电量
	④缠好袖带:驱尽袖带内的空气,平整地缠在上臂中部,袖带下缘距肘窝 2 ~ 3 cm,松紧以能塞入一指为宜	●袖带过松过紧都会影响血压值
	⑤按键测量:按下血压测量键,开始测量。测量时可看到电子血压计屏幕数字变换,待数字停止变换后读取数值	●上面的数字代表收缩压,中间的数字代表舒张压,下面的数值是脉搏 ●如血压计有语音播报功能,血压测出后会自动播报血压值
	⑥整理记录:测量结束,关闭血压计电源,去掉袖带并整理	●用正确的方法对血压计进行消毒

续表 3-4

项目名称	操作步骤	要点与说明
操作过程	（2）手腕式电子血压计	●手腕式的电子血压计,不适用于患有血液循环障碍的患者,如糖尿病、高血脂、高血压等疾病会加速动脉硬化,从而引起末梢循环障碍。此类老年人的手腕同上臂的血压测量值相差很大
	①安置体位:协助老年人取舒适体位	
	②正确佩戴腕带:将腕带套在手腕上,使下缘距腕横纹约一横指,手可轻轻握拳	●调节袖带松紧合适
	③保持正确姿势测量:将腕带的中部与心脏高度一致,并且身体和手腕不能抖动,必要时可在被测量手臂下垫一软垫	●手臂抖动会导致测量结果不准确
	④按键测量:打开血压计电源,按键测量。测量时可看到电子血压计屏幕数字变换,待数字停止变换后读取数值	●如血压计有语音播报功能,血压测出后会自动播报血压值
	⑤整理记录:测量结束,关闭血压计电源,去掉腕带并整理	●用正确的方法对血压计进行消毒
	5.安置老年人:协助老年人穿衣,取舒适卧位,整理床单位	
	6.记录:将测得的血压值记录在记录本上	●记录:收缩压/舒张压 mmHg(kPa),下肢血压应注明
	7.整理用物,洗手,并将血压值记录在体温单或相应的记录单上	

续表 3-4

项目名称	操作步骤	要点与说明
终末评价	1. 操作有序、方法正确,测量结果准确	
	2. 注意测量时老年人舒适度、注意保暖	
	3. 关心老年人、动作轻柔、测量时注意观察老年人的反应,做好沟通,使老年人身心愉悦	

（王书香　吕东霞　时新芳）

第二节　老年人安全用药技术

任务三十四　口服给药法

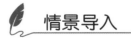情景导入

情景描述:张奶奶,76 岁,患高血压病 10 年,因记性不好无法按时服药,2 天前张奶奶感觉头晕、头痛、心慌、心悸,家人送到医院后测量的血压为 170/110 mmHg,医嘱予硝苯地平 8 mg,口服,每天 2 次,并叮嘱其及家人按时用药。

请思考:

1. 如何协助老年人口服给药?

2. 协助老年人服药后应注意什么?

1. 目的

（1）减轻症状、协助诊断、预防和治疗疾病。

（2）熟悉老年人的用药原因，了解口服药的常用剂型。

2. 评估老年人情况及观察要点

（1）评估老年人的年龄、性别、体重、病情、用药史和过敏史，治疗情况，肝肾功能情况。

（2）观察老年人的意识状况、合作程度、对治疗的态度、有无药物依赖、对药物的认识程度等。

（3）检查老年人有无吞咽困难、呕吐，有无口腔、食管疾患，等等。

3. 操作要点

（1）严格遵医嘱协助老年人使用药物，不得擅自更改。

（2）给药前仔细核对老年人姓名、给药途径、剂量、浓度、时间，检查药物质量。

（3）按时协助老年人服药，保证使用药物的老年人、给药途径、剂量、浓度、时间五要素准确。

（4）观察药物疗效和不良反应，做好记录，及时报告。

4. 指导要点

（1）告知老年人服药的目的、方法和配合要点。

（2）告知老年人采取坐位时，上身直立、稍前倾，头略低，下颌微向前；半坐卧位时，抬高床头 30°～50°，面向护理人员坐起，背后垫软枕。

（3）协助老年人正确服药，观察药物疗效和不良反应。

5. 注意事项

（1）服药时应注意倾听老年人的意见，备药、发药时严格执行查对制度，防止差错事故发生，确保老年人用药安全。

（2）服药后随时观察药物的治疗效果及不良反应，若发现异常，应及时和医生联系，酌情处理。

（3）备药、给药时应严格执行查对制度，防止差错事故发生，确保老年人用药安全。

（4）常见的药物不良反应为：

1）胃肠道反应：恶心、呕吐、腹痛、腹泻、便秘等。

2）泌尿系统反应：血尿、排尿困难、肾功能下降等。

3）神经系统反应：烦躁不安、头痛、乏力、头晕、失眠、抽搐、大小便失禁等。

4）循环系统反应：心慌、面色苍白、眩晕、血压改变等。

5）呼吸系统反应：胸闷、心悸、喉头堵塞感、呼吸困难、哮喘发作等。

6）皮肤反应：皮炎、荨麻疹。

7）全身反应：过敏性休克。

（5）处理措施：护理人员应掌握老年人用药后的不良反应及处理方法，情况严重时可做如下处理。

1）立即停药，马上通知医生和家属。

2）协助老年人平卧，头偏向一侧，保持呼吸道通畅，防止其呕吐时窒息。

3）如果发生心跳呼吸骤停,立即就地抢救,进行心肺复苏,有条件时给予吸氧。

4）观察病情并记录,密切观察老年人呼吸、心跳、意识、尿量,做好病情观察的动态记录,并注意保暖。

5）及时送往医院。

6.口服给药法操作规程

表 3-5 口服给药法操作规程

项目名称	操作步骤	要点与说明
操作准备	1.护理人员准备:着装整洁、修剪指甲、去掉首饰,洗手、戴口罩	
	2.环境准备:关闭门窗或屏风遮挡、室内温湿度适宜	
	3.老年人准备:理解、配合,取舒适体位	
	4.物品准备:药物、药杯、水杯、吸管、温开水、服药单、洗手液	●水温适宜
操作过程	1.严格遵医嘱给药,核对姓名、药名、剂量、给药时间、途径,检查药品质量,备齐用物携至老年人床旁	
	2.核对老年人姓名,做好沟通解释(如服药的时间、药物的名称、服用方法、可能出现的不良反应及应对措施等),取得老年人配合	●耐心解释,取得配合
	3.安置好体位:取坐位时,上身直立稍前倾,头略低,下颌微向前;半坐卧位时,抬高床头 30°~50°,面向护理人员坐起,背后垫软枕	

续表 3-5

项目名称	操作步骤	要点与说明
操作过程	4. 协助自理老年人服药时,老年人先喝一口温水,协助老年人将药放入口中,再喝温水约 100 mL,将药物咽下,检查口腔确认是否吞服	● 服药时做好人文关怀
	5. 协助不能自理老年人服药时,用吸管或汤匙给药。将药物放于老年人口内,协助老年人喝温水将药物咽下,检查口腔确认是否吞服	● 如遇抗拒服药的老年人,要耐心解释,多沟通,解除思想顾虑,督促老年人服药
	6. 用纸巾帮助老年人擦净口角周围水痕,协助取舒适卧位	● 保证老年人舒适
	7. 服药后再次检查所服药物是否正确	● 正确服药、避免事故发生
	8. 用药后观察药物疗效和不良反应,发现异常及时报告	
	9. 将物品放回原处,药杯洗净	
	10. 整理用物,按垃圾分类原则处置污物	
	11. 洗手、记录	● 减少致病菌传播 ● 记录老年人姓名、药名、剂量、给药时间、给药途径、不良反应以及给药者签名
终末评价	1. 操作有序、方法正确	● 注意人文关怀
	2. 操作规范、安全,达到预期目标	
	3. 老年人未服药时,应及时报告并记录	
	4. 用药后观察药物疗效和不良反应,发现异常及时报告、就诊	

任务三十五　雾化吸入法

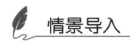情景导入

　　情景描述:王爷爷,66岁,吸烟30余年,每日吸烟量15支左右,咳嗽、咳痰3年,2天前受凉后出现咳嗽、咳痰,痰液黏稠不易咳出,精神食欲差,烦躁不安。医嘱予庆大霉素8万单位+α糜蛋白酶4000单位+生理盐水20 mL,超声波雾化吸入治疗,一天2次。

　　请思考:

　　1.如何协助老年人进行雾化吸入?

　　2.协助老年人进行雾化吸入时应注意什么?

1.目的

　　(1)预防、治疗呼吸道感染,消除炎症和水肿。

　　(2)控制支气管痉挛,通畅气道,改善通气功能。

　　(3)湿化气道,稀释痰液,祛痰。

2.评估老年人情况及观察要点

　　(1)评估老年人的病情、治疗及用药情况。

　　(2)评估老年人的呼吸道情况,如呼吸道是否感染、通畅,有无支气管痉挛、黏膜水肿、痰液等。

　　(3)评估老年人面部及口腔黏膜情况,如有无感染、溃疡等。

（4）评估老年人的意识状态、自理能力、心理状态及对雾化给药的认知和合作程度。

3. 操作要点

（1）老年人体位：坐位或半坐卧位。

（2）动作轻稳、雾化吸入操作方法正确。

（3）操作过程中密切观察老年人反应，如有不良反应及时报告医生。

4. 指导要点

（1）告知老年人雾化吸入的目的、方法和配合要点。

（2）协助老年人采取坐位或半坐卧位，将毛巾围于颌下。

（3）雾化吸入后协助老年人漱口，用毛巾擦干面部，取舒适卧位。

5. 注意事项

（1）操作中要随时注意观察老年人的反应，如老人感觉不适应立即停止。

（2）雾化罐底部的透声膜质地薄而脆、易碎，操作时动作应轻柔，以防破损。

（3）水槽和雾化罐内切忌加温水或热水；在使用中如水槽内的水温超过 60 ℃时，应调换冷蒸馏水；换水时要关闭机器进行。

（4）若连续使用雾化吸入，中间须间隔 30 min。

（5）每次雾化吸入后，应将雾化罐、口含管（或面罩）及螺纹管认真消毒，备用。

6. 雾化吸入法操作规程

表 3-6 雾化吸入法操作规程

项目名称	操作步骤	要点与说明
操作准备	1. 护理人员准备:着装整洁、修剪指甲、去掉首饰,洗手、戴口罩	
	2. 环境准备:关闭门窗或屏风遮挡、室内温湿度适宜	
	3. 老年人准备:理解、配合,取舒适卧位	
	4. 物品准备:毛巾、水壶、冷蒸馏水、超声雾化器、无菌盘(内放纱布、20 mL 注射器、螺纹管、口含管)、雾化用药、洗手液	
操作过程	1. 雾化器水槽注入适量冷蒸馏水,浸没透声膜,水量在最高和最低水位之间	●水量适宜
	2. 核对医嘱,抽取药液,将药液倒入雾化罐内	
	3. 携用物至老年人床旁,核对老年人姓名,帮助其取坐位或半坐卧位,毛巾围于颔下	●耐心解释,取得配合
	4. 雾化器置于床头柜上,接通电源,打开开关,预热 3 min	
	5. 接好口含管或面罩,调节雾化时间,一般 15~20 min	
	6. 调节雾量,将面罩罩住老年人口鼻或放置好口含管	●注意调节雾量大小
	7. 指导老年人雾化吸入:用嘴深而慢吸气,用鼻呼气	●使气雾进入呼吸道深部

续表 3-6

项目名称	操作步骤	要点与说明
操作过程	8. 观察雾化时的反应,若有痰,协助老年人叩背排痰	
	9. 雾化结束,取下面罩或口含管	
	10. 先关雾化开关,再关电源开关	
	11. 协助老年人漱口,擦净面部,取舒适卧位,整理床单位	● 使老年人舒适
	12. 倒掉水槽的水,擦干,盖好雾化罐的盖子	● 避免损坏雾化器
	13. 将药罐、口含管、螺纹管和面罩在消毒液内浸泡 30 min,洗净,晾干	● 防止交叉感染
	14. 整理用物,按垃圾分类原则处置污物	● 减少致病菌传播
	15. 洗手、记录,观察老年人雾化后反应	● 避免出现不良反应
终末评价	1. 操作规范、安全,方法正确	
	2. 老年人对所给予的解释和护理表示理解和满意	
	3. 关心老年人、动作规范、轻柔	

任务三十六 滴眼剂的使用

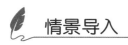 **情景导入**

情景描述:孙奶奶,76岁,一周前出现视力下降,经医生检查发现孙奶奶患老年性白内障,处于发病的早期。医嘱予孙奶奶苄达赖氨酸滴眼液,一天1~2滴,每天3次。

请思考:

1.如何给老年人使用滴眼剂?

2.给老年人使用滴眼剂时应注意什么?

1. 目的

(1)用滴管或眼药滴瓶将药液滴入眼结膜囊,以达到治疗作用。

(2)用作散瞳、缩瞳及表面麻醉。

2. 评估老年人情况及观察要点

(1)评估老年人的精神状态、自理能力、合作程度。

(2)观察老年人的患眼情况、治疗情况。

(3)评估老年人对于药物的了解情况。

(4)评估环境温度,必要时屏风遮挡。

3. 操作要点

(1)老年人体位:仰卧位或坐位。

(2)动作轻稳、滴眼剂使用方法正确。

(3)操作中注意保持无菌,预防交叉感染。

4. 指导要点

（1）告知老年人使用滴眼剂的目的、方法和配合要点。

（2）告知老年人采取仰卧位，头向后仰，嘱其眼睛向上注视。

（3）注意检查眼药水的质量和药液的性质。

5. 注意事项

（1）滴眼剂在保存时应盖紧药瓶，置于通风、阴凉处。

（2）用药前，指导老年人配合的方法。

（3）用药时，注意药剂开口不要触及老年人身体或非无菌物品，以免污染药物。

（4）护理人员操作前注意手卫生，按规范洗手，必要时戴手套。

（5）用药时应认真核对老年人姓名、药名、用法、给药途径、给药时间、药品质量和有效期。

（6）使用药物后应观察用药的局部及全身反应。

（7）用散瞳药或有致痛的眼药时，应事前告知老年人以消除紧张。

（8）护理人员操作时应动作轻柔、以防伤及眼球。

6. 滴眼剂的使用操作规程

表 3-7　滴眼剂的使用操作规程

项目名称	操作步骤	要点与说明
操作准备	1. 护理人员准备：着装整洁、修剪指甲、去掉首饰，洗手、戴口罩	
	2. 环境准备：关闭门窗或屏风遮挡、室内温湿度适宜	

续表 3-7

项目名称	操作步骤	要点与说明
操作准备	3. 老年人准备:理解、配合,取舒适体位	
	4. 物品准备:医嘱单、给药单,治疗盘内放眼药水或眼药膏、无菌棉签、垃圾桶	●仔细核对医嘱
操作过程	1. 护理人员与老年人做好沟通,核对老年人姓名、药物名称、给药途径、给药时间、药品质量和有效期,取得配合	●耐心解释,取得配合
	2. 关闭门窗,调节室内温度,必要时遮挡	●避免着凉,注意隐私保护
	3. 安置体位:帮助老年人取坐位或仰卧位	
	4. 悬滴眼药:护理人员用左手或无菌棉签向下拉开下眼睑并固定,右手拿眼药水轻轻摇匀后,在距离眼睛 3~4 cm 处,将眼药水缓缓滴入下眼睑内 1~2 滴,轻提上眼睑让结膜囊内充盈药液	●动作轻柔、避免损伤黏膜
	5. 涂眼药膏:护理人员用左手或无菌棉签向下拉开下眼睑并固定,右手持眼药膏向下挤少许药膏从外眼角方向顺眼裂水平挤在下睑结膜与眼球结膜交界处,下眼睑恢复原位后再轻提上眼睑,使结膜充满药膏	●使用时尽量在晚上,避免影响生活且药物附着眼壁时间长
	6. 叮嘱老年人闭上眼睛,轻轻转动眼球,用干棉签帮老年人擦去眼外部溢出的药物	●确保老年人舒适、整洁

续表 3-7

项目名称	操作步骤	要点与说明
操作过程	7. 观察、询问老年人有无不适,有无不良反应	
	8. 整理用物,按垃圾分类原则处置污物	●减少致病菌传播
	9. 洗手、记录	●记录老年人姓名、药物名称、给药方式、给药剂量、时间、药物疗效
终末评价	1. 操作规范、安全,方法正确	
	2. 注意保护老年人隐私、注意保暖	
	3. 关心老年人、动作轻柔、滴药后注意观察老年人的反应,做好沟通,使老年人身心愉悦	

任务三十七 滴鼻剂的使用

情景导入

情景描述:钱爷爷,67 岁,近期因伤风有感冒症状,今日有加重迹象,鼻痒、鼻塞、流鼻涕、头痛,医嘱予以伤风感冒胶囊+盐酸羟甲唑啉喷雾剂滴鼻,一次 2 滴,一日 3 次。

请思考:

1. 如何给老年人使用滴鼻剂?

2. 给老年人使用滴鼻剂时应注意什么?

1. 目的

(1)通过从鼻腔滴入药物,治疗疾病。

(2)滴入血管收缩剂,减少液体分泌,减轻鼻塞症状。

2. 评估老年人情况及观察要点

(1)评估老年人的精神状态、自理能力、合作程度。

(2)评估老年人的健康史、身体状况及鼻部情况。

(3)评估环境温度,必要时屏风遮挡。

3. 操作要点

(1)老年人体位:仰卧位。

(2)操作时应动作轻稳、滴鼻剂使用方法正确。

(3)滴药后轻轻按揉鼻翼两侧,使药液能均匀地渗到鼻黏膜上。

4. 指导要点

(1)告知老年人滴鼻剂的使用目的、方法和配合要点。

(2)告知老年人采取仰卧位,使用药物前先清洁鼻腔。

(3)滴入后协助老年人平卧,头尽量向后仰。

5. 注意事项

(1)使用前叮嘱老年人先排出鼻腔分泌物并清洁鼻腔。

(2)操作时注意观察老年人用药后是否出现黏膜充血加剧的情况。

(3)血管收缩剂连续使用时间不可过长。

6.滴鼻剂的使用操作规程

表 3-8　滴鼻剂的使用操作规程

项目名称	操作步骤	要点与说明
操作准备	1.护理人员准备:着装整洁、修剪指甲、去掉首饰,洗手、戴口罩	
	2.环境准备:关闭门窗或屏风遮挡、室内温湿度适宜	
	3.老年人准备:理解、配合、取舒适体位	
	4.物品准备:医嘱单、治疗单、洗手液、滴鼻剂、棉签、垃圾桶	●认真核对医嘱
操作过程	1.护理人员与老年人做好沟通,取得配合	●耐心解释,取得配合
	2.关闭门窗,调节室内温度,必要时遮挡	●避免着凉,注意隐私保护
	3.携用物至老年人身旁,核对老年人姓名、药物名称、给药途径、用法、给药时间、药品质量和有效期	●仔细核对,避免事故发生
	4.确认用药部位,如左鼻腔、右鼻腔或是双侧鼻腔用药	
	5.协助老年人摆体位:仰卧位,护士手持棉签轻推鼻尖,暴露鼻腔	
	6.滴药之前,先协助老年人将鼻腔分泌物排出,如鼻涕等,并擦拭干净,若鼻腔内有干痂,可先用温水擦拭浸泡,待干痂变软后取出	●防止操作中引起老年人误吸、呛咳

续表 3-8

项目名称	操作步骤	要点与说明
操作过程	7. 协助老年人平卧,头尽量向后仰,叮嘱其先深吸一口气,随后遵医嘱滴入相应的剂量,注意瓶口不要碰到鼻腔黏膜	●注意保持清洁
	8. 滴药后轻轻揉按老年人鼻翼两侧,使药液能均匀地渗到鼻黏膜上	
	9. 询问、观察老年人滴药后有无不适	
	10. 协助老年人取舒适卧位,整理床单位	●确保老年人舒适、整洁
	11. 整理用物,按垃圾分类原则处置污物	
	12. 洗手、记录	●减少致病菌传播 ●记录老年人姓名、药物名称、剂量、用法、时间、用药后的反应
终末评价	1. 操作有序、方法正确	
	2. 注意保护老年人隐私、注意保暖	
	3. 关心老年人、动作轻柔、滴药后注意观察老年人的反应,做好沟通,使老年人身心愉悦	

任务三十八　滴耳剂的使用

情景导入

情景描述:刘奶奶,66 岁,近几日左耳疼痛,日渐加剧,并有耳道流出脓性分泌物及听力下降的症状,经医生诊断为急性中耳炎。医嘱予以口服对乙酰氨基酚治疗疼痛及氧氟沙星滴耳剂,一日 3 次,一次 1~2 滴。

请思考:

1. 如何协助老年人使用滴耳剂?

2. 协助老年人使用滴耳剂时应注意什么?

1. 目的

将药液滴入耳道中,以达到清洁耳道,治疗疾病的目的。

2. 评估老年人情况及观察要点

(1)评估老年人的精神状态、自理能力。

(2)评估老年人的健康史、身体状况及耳部情况。

(3)评估老年人意识状态、合作程度。

(4)评估环境温度,必要时屏风遮挡。

3. 操作要点

(1)老年人体位:取坐位或半坐卧位。

(2)操作时动作轻稳、滴药方法正确。

(3)使用滴耳剂前协助老年人清洁耳道。

4. 指导要点

（1）告知老年人滴耳剂使用的目的、方法和配合要点。

（2）告知老年人采取坐位或半坐卧位，头偏向一侧。

（3）滴耳剂使用后，轻轻压住耳屏，使药液充分进入中耳。

5. 注意事项

（1）滴管口不可触及患者皮肤，防止药液污染。

（2）滴入的药液温度要适宜，以免刺激内耳引起眩晕。

（3）如昆虫进入耳道内，可选用油剂，滴药后 2~3 min 便可取出。

（4）如清除耳内盯聍，滴入药剂后会有胀感，可提前告知老年人，盯聍取出后胀感即会消失。

6. 滴耳剂的使用操作规程

表 3-9 滴耳剂的使用操作规程

项目名称	操作步骤	要点与说明
操作准备	1. 护理人员准备：着装整洁、修剪指甲、去掉首饰，洗手、戴口罩	
	2. 环境准备：安静、整洁、通风良好、室内温湿度适宜	
	3. 老年人准备：理解、配合，协助其取舒适体位	
	4. 物品准备：医嘱单、给药单、洗手液、滴耳剂、棉签、污物桶	
操作过程	1. 护理人员与老年人做好沟通，取得配合	● 耐心解释，取得配合
	2. 关闭门窗，调节室内温度，必要时遮挡	● 避免着凉，注意隐私保护

续表 3-9

项目名称	操作步骤	要点与说明
操作过程	3. 遵医嘱用药,核对老年人姓名、药物名称、给药途径、用法、时间、药品质量和有效期	●避免出现差错事故
	4. 确认用药部位,如左耳、右耳或是双侧用药	
	5. 协助老年人取坐位或半坐卧位,头偏向一侧,患耳在上,健耳在下	
	6. 用湿棉签将耳道分泌物反复擦拭至干净,再用干棉签擦干	●棉签不可过湿,避免引起老年人不适
	7. 左手轻拉老年人耳廓后上方,使耳道变直,右手持药瓶,将药液沿外耳道顺耳后壁滴入 1~2 滴	
	8. 轻提耳廓或在耳屏上加压,使气体排出,药液充分流入中耳	
	9. 用棉球塞入外耳道口,以免药液流出	
	10. 询问、观察老年人有无不适感	
	11. 整理用物,按垃圾分类原则处置污物	
	12. 洗手、记录	●减少致病菌传播 ●记录老年人姓名、药物名称、给药途径、用法、时间、药品质量和有效期

续表 3-9

项目名称	操作步骤	要点与说明
终末评价	1. 操作有序、方法正确	
	2. 注意保护老年人隐私、注意保暖	
	3. 关心老年人、动作轻柔、滴药时注意观察老年人的反应,做好沟通,使老年人身心愉悦	

任务三十九　血糖的测量

 情景导入

情景描述:章奶奶,70 岁,两年前经体检查出血糖值为 13.7 mmol/L,伴有口渴、多食、多尿的症状,诊断为糖尿病。医嘱予以二甲双胍,餐中或餐后口服,1 片/次,3 次/天。近日,章奶奶觉得身体明显好了许多,但空腹自测血糖仍有 7.6 mmol/L。医生嘱咐其每天测量血糖。

请思考:

1. 如何给老年人测量血糖?

2. 帮助老年人测量血糖时应注意什么?

1. 目的

(1)通过定时测量血糖,及时准确地掌握老年人血糖控制情况。

(2)为指导老年人合理饮食、运动及调整用药提供科学的依据。

2. 评估老年人情况及观察要点

（1）评估老年人的精神状态、自理能力、合作程度。

（2）评估老年人的健康史、身体状况、用药情况。

（3）观察老年人的心理状况及指（趾）端皮肤情况。

（4）评估环境温度，必要时屏风遮挡。

3. 操作要点

（1）老年人应采取坐位或仰卧位。

（2）操作时动作轻稳、测量血糖方法正确。

（3）按照无菌操作原则，严格执行无菌操作。

4. 指导要点

（1）告知老年人测量血糖的目的、方法和配合要点。

（2）告知老年人采取坐卧位或仰卧位，选择好穿刺点，并对穿刺部位皮肤进行消毒。

（3）叮嘱老年人采血后及时按压穿刺点，直至不出血为止。

5. 注意事项

（1）测血糖之前，用乙醇消毒手指后用干净的棉签把乙醇擦干净，方可采血测定。

（2）测量的时间不同，血糖值也不同，测量血糖应选择能代表血糖变化的空腹和进餐后的 2 h 内进行测量。

（3）测量血糖时，采血部位应当选择在指腹两侧，尽量避免直接从指腹或者指尖采血，这样可以防止皮肤感染，并减轻疼痛感。

（4）测量前检查血糖仪和试纸是否匹配,不同款式的血糖仪使用的试纸也不一样,同一厂家生产的试纸,不同批号也不能通用。

（5）血糖试纸必须保存在原装的试纸筒内,放在阴凉、干燥处,用时取出一张试纸后要马上将盒子盖紧,以免受潮影响测试的结果或测试不出结果。

（6）在空腹测量血糖时,切忌擅自停药,这样会影响测量结果。

6. 血糖的测量操作规程

表 3-10　血糖的测量操作规程

项目名称	操作步骤	要点与说明
操作准备	1. 护理人员准备:着装整洁、修剪指甲、去掉首饰,洗手、戴口罩	
	2. 环境准备:关闭门窗或屏风遮挡、室内温湿度适宜	
	3. 老年人准备:理解、配合,取舒适体位	
	4. 物品准备:血糖仪(处于功能状态)、血糖试纸(在有效期内、试纸代码与血糖仪机型匹配)、棉签、75%乙醇、一次性采血针、速干洗手液、记录单、垃圾桶	
操作过程	1. 护理人员与老年人做好沟通,取得配合,选择采血部位并评估局部皮肤情况	●耐心解释,取得配合
	2. 关闭门窗,调节室内温度,必要时遮挡	●避免着凉,注意隐私保护
	3. 安置体位:协助老年人取坐位或仰卧位	●使老年人舒适

续表 3-10

项目名称	操作步骤	要点与说明
操作过程	4. 选择第一指节掌面及双侧面(常用中指或无名指),用75%乙醇消毒采血部位,消毒范围直径大于5 cm,待干	● 严格按照无菌操作原则
	5. 取出血糖仪及血糖试纸,(手捏试纸中部,不要捏试纸两端)将试纸插入血糖仪试纸卡槽里,将试纸推到底部(黑色面朝上)	● 不可污染试纸
	6. 听到提示音后,血糖仪自动开机显示代码,查看试纸上的代码与血糖仪显示代码是否一致。屏幕上闪烁血滴符号,提示采血	
	7. 核对老年人后,将采血针头紧贴老年人采血部位,绷紧局部皮肤,在手指侧腹快速穿刺	● 确保采血部位的皮肤无瘢痕、感染等
	8. 用无菌棉签弃掉第一滴血	● 一般第一滴血内都含有大量的残余品,比如乙醇等,会导致测量结果不准确
	9. 用血糖试纸进血端口,轻触血液,血糖仪发出提示音表明采血量足够,开始测试。叮嘱老年人用无菌棉签按压采血点,直至不出血为止	● 及时按压采血点
	10. 屏幕显示血糖监测数值倒计时,将血糖仪平放,请勿晃动,直至读出血糖值	

续表 3-10

项目名称	操作步骤	要点与说明
操作过程	11. 推动试纸弹出推杆,试纸弹出后血糖仪自动关机。将用过的试纸置于黄色垃圾桶内	●避免污染
	12. 再次核对,协助老年人取舒适卧位	
	13. 整理用物,按垃圾分类原则处置污物	●减少致病菌传播
	14. 洗手、记录,告诉老年人检测结果	●记录采血时间、血糖值等
终末评价	1. 操作有序、方法正确	
	2. 注意保护老年人隐私,注意保暖等	
	3. 关心老年人、动作轻柔、采血时注意观察老年人的反应,做好沟通,使老年人身心愉悦	

任务四十　胰岛素的皮下注射法

情景导入

情景描述:陈奶奶,77 岁,患有糖尿病 10 年,2 年前因口服降糖药物无法较好地控制血糖,医嘱予以胰岛素餐前注射 15 U,3 次/天。

请思考:

1. 如何给老年人进行胰岛素皮下注射?

2. 胰岛素皮下注射时应注意什么?

1.目的

（1）为老年人降低血糖，用于治疗糖尿病。

（2）防治长期高血糖，对人体器官和组织的损伤。

（3）在糖尿病急性并发症时，如糖尿病酮症酸中毒，高血糖高渗状态，胰岛素静脉使用也是抢救老年人生命最重要的治疗药物。

（4）胰岛素可以用于某些临床试验，用于诊断某些疾病。

2.评估老年人情况及观察要点

（1）评估老年人的精神状态、自理能力、合作程度。

（2）观察老年人的病情、血糖值、注射部位皮肤情况。

（3）评估老年人有无酒精过敏史等。

3.操作要点

（1）老年人应采取仰卧位或坐位。

（2）操作时动作轻稳、注射方法正确。

（3）按照皮下注射法的操作要求实施，严格遵照无菌操作原则。

（4）胰岛素皮下注射应该选择皮下脂肪丰富的部位，包括腹部、大腿外侧、上臂外侧和臀部外上侧。在腹部应该避免以脐部为中心，半径一厘米的圆形区域内注射。

4.指导要点

（1）告知老年人胰岛素皮下注射的目的、方法和配合要点。

（2）协助老年人取舒适体位，选择穿刺部位，常规消毒皮肤。

（3）胰岛素皮下注射时注意进针角度及深度。

5.注意事项

（1）对于需长期注射的老年人,应做好交替使用不同注射部位的计划,及时更换注射部位,以促进药物的充分吸收。

（2）在注射前要注意胰岛素的存放,不使用的胰岛素应冷藏,可放在 4 ℃左右的冰箱,禁忌冷冻。

（3）注射时进针角度不宜超过 45°,以免刺入肌层。对于过度消瘦的老年人,应捏起局部组织,穿刺角度适当减小;在三角肌下缘注射时,进针方向稍向外侧,以免使药液注入肌层。

6.胰岛素的皮下注射法操作规程

表 3-11 胰岛素的皮下注射法操作规程

项目名称	操作步骤	要点与说明
操作准备	1. 护理人员准备:着装整洁、修剪指甲、去掉首饰,洗手、戴口罩	
	2. 环境准备:关闭门窗或屏风遮挡、室内温湿度适宜	
	3. 老年人准备:理解、配合,取舒适体位	
	4. 物品准备:胰岛素专用注射器(胰岛素笔)、75%乙醇、棉签、快速手消毒液、医嘱单	●认真核对医嘱
操作过程	1. 护理人员与老年人做好沟通,取得配合	●耐心解释,取得配合
	2. 关闭门窗,调节室内温度,必要时遮挡	●避免着凉,注意隐私保护
	3. 核对老年人姓名、胰岛素剂量,规范洗手	

续表 3-11

项目名称	操作步骤	要点与说明
操作过程	4. 安装新针头、摇匀药液,排净空气	
	5. 安置体位:协助老年人取舒适体位,选择注射部位,再次核对后常规消毒皮肤,待干	● 消毒区域应大于 5 cm
	6. 再次摇匀药液,核对注射剂量是否准确	
	7. 左手绷紧皮肤或捏起皮肤、右手持胰岛素笔呈 30°~45°角进针	
	8. 右手固定注射器,缓慢注射药液,观察老年人反应(注射后针头应留在皮下 6~10 s)	●使药液充分进入
	9. 继续按在推键,直至针头完全拔出	
	10. 用棉签按压穿刺部位,核对胰岛素剂量	
	11. 整理用物,按垃圾分类原则处置污物	
	12. 洗手、记录	●减少致病菌传播 ●记录老年人姓名,注射胰岛素的途径、时间、剂量,胰岛素的质量和有效期
终末评价	1. 操作有序、方法正确	
	2. 注意保护老年人隐私,注意保暖、避免着凉	
	3. 关心老年人、动作轻柔、注射时注意观察老年人的反应,做好沟通,使老年人身心愉悦	

任务四十一　直肠栓剂给药法

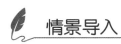
情景导入

情景描述:王奶奶,86岁,2天前因"慢支气管炎急性发作"入住某医养结合养老院,主诉腹痛、腹胀、乏力,3天未排便,触诊腹部较硬实且紧张。王奶奶平时喜食鱼、肉类食物,每天饮水500 mL左右,因活动后气急,故活动量明显减少。医嘱予以甘油栓剂直肠给药,以软化粪便。

请思考:

1. 如何给老年人进行直肠栓剂给药?

2. 老年人直肠栓剂给药时应注意什么?

1. 目的

(1)直肠插入栓剂,软化粪便,以利于排出。

(2)栓剂中的有效成分被吸收后,达到治疗全身疾病的作用,如解热镇痛类栓剂。

2. 评估老年人情况及观察要点

(1)评估老年人的精神状态、自理用药的能力、合作程度。

(2)评估老年人的病情、用药目的等。

(3)评估老年人对所用药物的了解情况。

(4)评估治疗目的,如用于降温时必须评估体温。

3. 操作要点

（1）老年人应采取侧卧位、膝部弯曲并暴露肛门。

（2）操作时动作轻稳、操作方法正确。

（3）注意屏风遮挡，保护老年人隐私。

（4）注意环境温度适宜，注意保暖，避免着凉。

4. 指导要点

（1）告知老年人直肠栓剂给药的目的、方法和配合要点。

（2）告知老年人采取侧卧位、膝部弯曲并暴露肛门。

（3）塞药前嘱咐老年人先排净大便，以便于药物与肠黏膜充分接触以增强吸收效果。

5. 注意事项

（1）选择体位时，老年人取俯卧位或左侧卧位，有利于药物顺利塞入。

（2）塞入后保持卧位 6～15 min，使药物进入直肠后充分吸收。

（3）用药后密切观察老年人的反应，是否有不适、便意等。

（4）操作时动作轻柔，减少对老年人的不良刺激。

6. 直肠栓剂给药法操作规程

表 3-12　直肠栓剂给药法操作规程

项目名称	操作步骤	要点与说明
操作准备	1. 护理人员准备：着装整洁、修剪指甲、去掉首饰，洗手、戴口罩	
	2. 环境准备：关闭门窗或屏风遮挡、室内温湿度适宜	

续表 3-12

项目名称	操作步骤	要点与说明
操作准备	3. 老年人准备:理解、配合、取适宜卧位	
	4. 物品准备:手套、卫生纸、直肠栓剂	
操作过程	1. 护理人员与老年人做好沟通,取得配合	●耐心解释,取得配合
	2. 关闭门窗,调节室内温湿度,必要时遮挡	●避免着凉,注意隐私保护
	3 嘱咐老年人用药前先排便,规范洗手	●以免污染衣服和床单
	4. 安置体位:给老年人取侧卧位、膝部弯曲并暴露肛门	
	5. 戴手套,可先在老年人肛门周围涂抹一些润滑油	●减轻老年人的不适感
	6. 嘱咐老年人张口呼吸,尽量放松	
	7. 分开臀部,将栓剂塞入肛门,并用食指将栓剂沿直肠壁朝脐部方向送入 6~7 cm	
	8. 栓剂置入后,指导老年人采取收缩臀部及会阴部肌肉的方法,防止药物栓剂滑脱或融化后渗出肛门外	●保持侧卧位 15 min
	9. 观察是否产生预期效果,若栓剂滑脱出肛门外,给予重新塞入	●争取保留栓剂在肛门 20~30 min
	10. 擦净肛周皮肤,协助老年人取舒适卧位,整理床单位	●及时擦干,避免老年人不适
	11. 观察老年人的反应及治疗效果	
	12. 整理用物,按垃圾分类原则处置污物	

续表 3-12

项目名称	操作步骤	要点与说明
操作过程	13.洗手、记录	●减少致病菌传播 ●记录老年人姓名、药物名称、给药途径、用法、时间、药品质量和有效期
终末评价	1.操作有序、方法正确	
	2.注意保护老年人隐私、注意保暖、避免着凉	
	3.关心老年人、动作轻柔、直肠栓剂给药时注意观察老年人的反应,做好沟通,使老年人身心愉悦;注意观察老年人排便情况	

(张　莉　高　玲　廖启明)

任务四十二　中药煎煮与服用

 情景导入

情景描述:张奶奶,60 岁,2 天前不慎受凉后,出现发热,恶寒,最高体温 39.6 ℃。头痛,无汗,偶有咳嗽,口渴喜饮,纳差,舌苔黄,脉浮数,经诊后选方银翘散加减,组方为银花 10 g、连翘 10 g、竹叶 10 g、荆芥 10 g、牛蒡子 6 g、薄荷 3 g(后下)、淡豆豉 10 g、甘草 1.5 g、桔梗 5 g、芦根 10 g、栀子 5 g。现需护理人员煎煮中药,并帮助张奶奶服用。

请思考:

1.如何进行中药汤剂制备?

2.服药时间和服用方法有哪些注意事项?

1. 目的

（1）严格按照要求进行汤药煎煮，使药物中有效成分被煎出。

（2）帮助老年人服用汤剂，注意服用方法和药后调护，使其症状缓解，尽快康复。

2. 评估老年人情况及观察要点

（1）评估老年人的精神状态、自理能力、合作程度。

（2）服药时注意观察老年人的吞咽能力，对中药汤剂的接受程度，等等。

（3）观察老年人服药后的表现，有无不适情况出现。

3. 操作要点

（1）煎药用具的选择，用水和火候的把握。

（2）注意煎药方法，药物中是否有特殊的煎煮要求。

（3）中药汤剂服药的时间和服用方法。

4. 指导要点

（1）告知老年人服药的目的、方法和配合要点。

（2）告知老年人服药时间和服药方法。

（3）告知老年人服药的食忌。

5. 注意事项

（1）煎药工具以瓦罐、砂锅为佳，搪瓷器具亦可选用，铁器、铝器、铜器等金属器具忌用，煎药时需加盖，以防水分蒸发过快。

（2）煎药前应将药物浸泡 20～30 min，在煎药前应加足够量的水,每剂药一般煎煮2~3次,每次煎得100~200 mL,将每次煎得的药汁混合,去渣后分2~3次服用。

(3)煎药过程中,应注意煎煮时间。一般情况下先用武火,煮沸后改用文火。解表剂和泻下剂宜用武火,煎煮时间要短,补益剂宜用文火,煎煮时间要长。如果煎药时不慎将药煎煮焦枯,应弃之不用,避免不良反应发生。

(4)对某些特殊药物,应注意处方中的煎煮要求。

1)先煎。贝壳类和矿物质类药物,如龟板、鳖甲、代赭石、生龙骨、生牡蛎、生石膏等,因其质地坚硬,药力难以煎出,故应将其打碎后先进行煎煮,约20 min后再下入其他药物。

2)后下。气味芳香类的药物,如薄荷、砂仁、豆蔻等,为防止其有效成分散失,应在其他药物将煎好时再下入,煎煮大约5 min即可。

3)包煎。有些药物如旋覆花、赤石脂、蒲黄、葶苈子、车前子、滑石等,煎煮后或导致药液浑浊,或容易粘锅,或容易对咽喉产生刺激,故常用纱布将药物事先包好,再放入锅中与其他药物同煮。

4)另煎。人参等贵重药物,为了保存其有效成分,避免被其他药物吸收,可以另煎。人参可先切薄片,隔水炖1~2 h。

5)烊化。一些胶质、黏性较大的药物,为避免煎煮时粘锅或粘附其他药物,如阿胶、蜂蜜、饴糖、鹿角胶等,服用时应单独加温融化后,加入去渣的药液趁热和匀服用。

6)冲服。某些芳香类药物或贵重药物,如牛黄、琥珀、麝香,不宜加热煎煮,应研磨粉末用药液或温水冲服;散剂、药物粉末或鲜品的汁液,如紫雪、沉香粉、三七粉、萝卜汁、藕汁等,也宜冲服。

（5）服药时间。汤剂一般每日一剂,分早中晚或早晚各一次,每次服药量在 200~250 mL。补益剂或治疗胃肠疾病的药剂应在饭前服,对胃肠有刺激的药物或消食药宜在饭后服,安神药宜在睡前 0.5~1 h 服用。患慢性病的老年人应按时服药,每次服药都应与进食间隔 0.5~1 h,一般汤剂宜温服。

（6）服药食忌。服药期间,应注意调护老年人的饮食,以帮助老人尽快康复。如有饮食不当,可能会使病情加重,降低疗效、诱发不良反应,甚至会引起新病,因此我们要注意饮食选择,确保药物疗效,帮助老年人恢复。首先我们要注意病症对饮食的宜忌,比如糖尿病老年人应忌食甜食;水肿老年人饮食中宜少盐;发热、便秘、鼻衄等因热症而发者忌食辛辣;过敏体质者忌食鱼虾蟹等;黄疸、泄泻忌食油腻。同时还要注意药物对饮食的宜忌,比如服中药时不宜喝茶,服人参、黄芪等滋补中药不宜服萝卜,等等。

（7）在服药过程中,如遇吞咽困难的老年人,可采用鼻饲法。如遇服用汤药时出现恶心、呕吐,可在药液中加入少量姜汁,然后再以少量、频饮等方式服用汤药。

7.中药煎煮与服用操作规程

表 3-13　中药煎煮与服用操作规程

项目名称	操作步骤	要点与说明
操作准备	1.护理人员准备:着装整洁、修剪指甲、去掉首饰,洗手、戴口罩。护理人员检查服药记录,核对药物信息	
	2.环境准备:环境干净、整洁	

续表 3-13

项目名称	操作步骤	要点与说明
操作准备	3. 老年人准备:与老人沟通,说明服药的时间,征得老年人同意	
	4. 物品准备:瓦罐、清水适量、中药材等	
操作过程	1. 将药材浸泡 20~30 min	●气温高时,浸泡不宜过久
	2. 瓦罐中加水,将药物适当加压,以没过药材 2 cm 为宜	
	3. 先用武火,沸腾后改为文火,保持微沸状态,按药剂功效不同煎煮适当时间	●以张奶奶服用药物为例,药方为解表剂,煎煮 15 min 为宜。除薄荷外,其余药物先煎煮 10 min,加入薄荷,一起再煎 5 min
	4. 将药汁倒出备用,加水再煮。煎煮 2~3 次,将煎煮的药汁混合后,去渣,分为 2~3 份备用。服药前将药物加热,并保证药液温度适合老年人服用	●分为早中晚或早晚各服用一次,可在服药前准备适量温水
	5. 药物准备好后,护理人员协助老年人服药,保证服药时室内环境舒适,无对流风	
	6. 护理人员检查服药记录,核对药物信息	●确保服药时间、剂量、方法准确
	7. 协助老年人取合适体位(坐位或半坐卧位),胸前围毛巾	●避免弄脏衣物

续表 3-13

项目名称	操作步骤	要点与说明
操作过程	8. 帮助老年人将药汁咽下	●服药速度不宜过快,避免呛咳
	9. 服药后帮助老年人用温水漱口,并为其擦净面颊部及口角水痕	
	10. 再次核对服药记录,并嘱咐老年人维持原卧位 20~30 min	●避免引起呕吐、呛咳
	11. 服药后注意观察服药效果及不良反应	●如有不适症状出现,立即告知医生或护理人员
	12. 告知老年人及其家属,老年人服药期间的饮食禁忌	●以张奶奶服用药物为例,服药期间忌辛辣油腻,宜清淡饮食
	13. 整理用物,清洗药杯、药罐,洗手,记录	●减少致病菌传播 ●记录服药的时间、剂量等
终末评价	1. 操作有序、方法正确	
	2. 煎煮药物方法适宜,服药方法、时间、剂量等正确,无不良反应发生	
	3. 关心老年人、动作轻柔、帮助老年人服药时注意观察其反应,做好沟通,使老年人身心愉悦	

(王华一 张佩琛 豆银霞)

第三节　老年人感染防护技术

任务四十三　清洁、消毒、灭菌

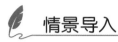 **情景导入**

情景描述:周爷爷,72 岁,肝癌晚期,癌细胞广泛转移,伴剧烈疼痛,神志时而清醒,时而模糊,3 个月前从医院转到养老机构。护理人员在照护老人时,发现近日老人病情每况愈下,今天在为该老人进行午后照护时老人突然出现呼吸急促、面色苍白等症状,护理人员立即停止操作并通知医生,医生到场后立即抢救并联系"120","120"工作人员赶到后抢救无效,老人死亡。

请思考:

1. 护理人员如何对该老人床单位、居室进行终末消毒?

2. 护理人员进行终末消毒时可能涉及哪些清洁、消毒、灭菌的方法?

1.目的

(1)保持老年人居室的整洁、舒适,准备接收新的老年人。

(2)有效阻断细菌(多重耐药菌)在院内的传播,减少院内感染的发生与流行。

2.评估老年人情况及观察要点

(1)评估死亡老年人的基本病情(有无传染病)。

(2)评估老年人的死亡时间。

(3)评估老年人居室内有无遗物。

(4)评估居室的面积,室内有无固定墙上的紫外线灯、屏风或床旁围帘。

3.操作要点

(1)老年人常用物品要专人专用,及时清洗,晾干备用。

(2)居室末消毒时,房间内所用物品须经过终末消毒后方可进行清洁、处理。

(3)如有死者家属在场,给予其理解、同情和帮助。

(4)向室内其他人员解释紫外线消毒的方法和注意事项,征得同意和配合。

4.指导要点

(1)居室终末消毒时,需按要求正确选择并使用各种消毒剂。

(2)消毒后开窗通风时,注意居室内老年人的保暖,切勿着凉。

5.注意事项

(1)操作时如老年人躁动,暂时不能进行紫外线消毒;若必须消毒,则应注意安全,保护得当,适当约束,专人看护;对卧床老年人进行皮肤防护时,应防止窒息,头部覆盖时一定注意口鼻处,要留出空隙,便于呼吸。

（2）不能移出房间的老年人，紫外线消毒时应特别注意，若老年人在紫外线消毒过程中出现恶心、呕吐、心悸、气促、面色苍白、抽搐等症状，应及时停止消毒，并报告。

（3）居室的空气紫外线消毒时，注意紫外线灯距离地面2 m内才能起消毒作用。

（4）紫外线消毒用于物品消毒时，如选用30 W紫外线灯管，有效照射距离为25~60 cm。

（5）若在消毒过程中因特殊情况而终止消毒，关灯后如需再开启，应间隔3~4 min，消毒时间需从灯亮5~7 min后开始计时。

6.清洁、消毒、灭菌操作规程

表3-14　清洁、消毒、灭菌操作规程

项目名称	操作步骤	要点与说明
操作准备	1. 护理人员准备：着装整洁、修剪指甲、去掉首饰，洗手、戴口罩，必要时戴眼罩、穿隔离衣	
	2. 环境准备：使用紫外线灯消毒前确保室内整洁，肉眼不可见灰尘和污垢，关闭门窗，关闭日光灯；将房间内的杯子、餐盒盖子打开	
	3. 老年人准备	
	（1）能活动的老年人：需在护理人员的陪伴下离开房间（搀扶或轮椅推出），待在一个安全、温暖的地方，并有人看护，防止走失或摔倒，以避开紫外线	●要防止老年人走失，最好有专人看护

续表 3-14

项目名称	操作步骤	要点与说明
操作准备	（2）活动不便的老年人：老年人不能移出房间者，紫外线灯/车应距离老年人至少 2 m，并将老年人身体遮盖住，头部用支架，支架外覆盖较厚的棉布遮挡头面部	●老年人不能移出房间者，要做好皮肤和眼睛的保护工作；如老年人躁动，暂时不能进行紫外线消毒；若必须消毒，则应注意安全，保护得当，适当约束，专人看护；对卧床老年人进行皮肤防护时，应防止窒息，头部覆盖时一定注意口鼻处，要留出空隙，便于呼吸
	4.物品准备：消毒液、拖把、抹布、污物袋、屏风、固定式紫外线灯或移动式紫外线车、紫外线登记本，必要时备大单、防紫外线伞、墨镜、口罩等	●物品准备齐全；消毒液在有效期内；使用紫外线车或灯前，应观察紫外线照射时间及累计照射时间，是否需要更换灯管，检测紫外线照射强度，是否定期有人擦拭及每次操作人员是否有签名
操作过程	1.护理人员与老年人做好沟通，取得配合	●耐心解释，取得配合
	2.老年人常用物品的清洁与消毒	
	（1）老年人的内衣：应该用专用的洗衣盆，并和外衣分开洗涤，要彻底清洗至无洗涤剂残留；及时悬挂晾干，折叠整齐，放于固定衣柜	●避免使用刺激性强的洗涤剂；夏天应每日清洗，如被汗液、呕吐物、大小便等污染后应立即更换和洗涤

续表 3-14

项目名称	操作步骤	要点与说明
操作过程	（2）老年人的被褥：老人的床垫、褥子和枕芯等应每周日光曝晒 6 h 并每隔 1~2 h 翻动一次，也可使用专用被服消毒机代替日光曝晒。老人的床单、被罩及枕头罩等，应使用中性洗涤剂每周至少清洗一次，如有污染，随时更换和洗涤	●在曝晒过程中应注意每隔 1~2 h 翻动一次，使各个面都能接触阳光
	（3）老年人的茶具和碗筷：用后及时用餐具专用洗涤剂进行清洗和干燥保存。对于茶具上的污垢，可用不锈钢清洁球刷洗或牙刷蘸少许牙膏进行彻底清洗。定期使用煮沸消毒法进行消毒	●专人专用，及时清洗，晾干备用
	（4）老年人的便器：每位老人应有自己专用的大小便器，每次用后及时倾倒，并立即用流动水冲洗干净后在固定位置干燥存放	●专人专用，及时倾倒冲洗，晾干备用；特殊情况下要用消毒水浸泡后再进行清洁处理
	（5）老年人的辅助器具：老年人常用的辅助器具有拐杖、轮椅和罩衣等，可用干净、微湿的抹布进行擦拭，必要时也可用75%的乙醇或含氯消毒液擦拭表面；如果罩衣上的污秽不易去除，也可用弱碱性洗涤剂进行手洗或用洗衣机进行清洗	●注意洗涤时间不宜过长，洗涤强度不可过大
	3. 居室的终末消毒	
	（1）消毒前准备：护理人员打开各种柜门、抽屉，翻转床垫，关闭门窗	

续表 3-14

项目名称	操作步骤	要点与说明
操作过程	(2)选用消毒方法:护理人员选用适宜的方法进行房间消毒,如紫外线消毒、熏蒸法、喷雾法等	●按要求正确使用各种消毒剂
	(3)消毒后处理:打开门窗通风,将床上用品放入污物袋,用消毒液擦拭地面、家具	●房间内的所用物品须经过终末消毒后方可进行清洁、处理
	4.居室的紫外线消毒	
	(1)将紫外线车或灯携至床旁,远离老年人头部	●用于空气消毒时,注意紫外线灯距离地面 2 m 内才能起消毒作用;用于物品消毒时,如选用 30 W 紫外线灯管,有效照射距离为 25~60 cm
	(2)检查紫外线车或灯,确保处于备用状态	
	(3)连接电源,再次确认老年人的保护情况	
	(4)将紫外线车或灯的开关打开,照射时间为 30~60 min,对房间进行消毒	●若在消毒过程中因特殊情况而终止消毒,再次打开需重新计时
	(5)紫外线灯打开的过程中,要定时巡视病房情况,确保老年人的安全	●若老年人在消毒过程中出现恶心、呕吐、心悸、气促、面色苍白、抽搐等症状,应及时停止消毒,并报告

续表 3-14

项目名称	操作步骤	要点与说明
操作过程	(6)消毒后开窗通风,整理用物、洗手、记录	● 开窗通风 30 min 后,请室外老年人回房间
终末评价	1. 操作有序、方法正确	
	2. 注意保护老年人隐私、安全,注意保暖	
	3. 关心老年人、动作轻柔、操作时注意观察老年人的反应,做好沟通,取得配合	

任务四十四　手卫生

 情景导入

情景描述:刘奶奶,65 岁,因慢性高血压入住某医养结合养老院治疗,护士小田在给刘奶奶进行入院健康宣教时,发现刘奶奶肢体活动度良好,但是手部卫生状况不佳。护理人员小田需对刘奶奶进行手卫生健康指导,主要目的是帮助刘奶奶提高手卫生的依从性,保持手部日常清洁,促进舒适,防止交叉感染。

请思考:

1. 护理人员小田接触老年人前、后如何做手卫生?

2. 在日常护理工作中,护士小田如何培养老年人良好的卫生习惯?

1. 目的

（1）去除老年人手上的污垢及沾染的致病菌。

（2）避免污染无菌物品或清洁物品,防止感染的发生。

（3）提高老年人手卫生的依从性,保持手部清洁。

2. 评估老年人情况及观察要点

（1）评估老年人的精神状态、自理能力、合作程度。

（2）观察老年人的身体状况,包括临床症状、体征。

（3）评估手污染的程度,以及目前采取的手卫生方法。

3. 操作要点

（1）充分准备,水太热或太冷会使皮肤干燥。

（2）卫生洗手法时,揉搓双手至少 15 s,揉搓双手所有皮肤,包括指背、指尖和指缝。

（3）刷手法时,每只手刷 30 s,两遍共刷 2 min;刷洗范围应超过被污染范围。

（4）冲洗时手指向下,从肘部向指尖方向冲洗;避免溅湿衣服。

4. 指导要点

（1）告知老年人手卫生的目的、方法和配合要点。

（2）护理人员态度耐心,循序渐进地教会老年人手卫生的方法。

（3）日常工作中注意健康宣教,培养老年人良好的卫生习惯。

5. 注意事项

（1）如果老年人手部有血液或其他体液等肉眼可见污染时,应指导其用清洁剂、流动水洗手;如果老年人手部没有肉眼可见污染时,可用速干手消毒剂消毒双手代替洗手,揉搓方法与洗手方法相同。

(2)遵守洗手流程,揉搓面面俱到,遵守洗手流程和步骤,调节合适的水温、水流,避免污染周围环境或溅到身上;如水龙头为手触式的,注意随时清洁水龙头开关。揉搓双手时各个部位都需洗到、冲净,尤其是指背、指尖、指缝和指关节等部位;冲洗双手时注意指尖向下,以免水流入衣袖,并避免溅湿工作服。

(3)刷手时,身体应与洗手池保持一定距离,以免水溅到身上。

(4)护理人员接触老年人后,做手卫生应牢记洗手时机,掌握洗手指征:①直接接触每个老年人前后;②接触老年人血液、体液、分泌物、排泄物、伤口敷料等之后;③接触老年人周围环境及物品后;④直接为传染病老年人进行检查、治疗、护理后;⑤处理老年人污物后;⑥从同一老年人身体的污染部位移动到清洁部位时;⑦接触老年人黏膜、破损皮肤或伤口前后;⑧穿脱隔离衣前后,脱手套之后;⑨进行无菌操作,接触清洁、无菌物品之前;⑩处理药物或配餐前。

6. 手卫生操作规程

表 3-15 手卫生操作规程

项目名称	操作步骤	要点与说明
操作准备	1. 护理人员准备:着装整洁、修剪指甲、取下手表、饰物,卷袖过肘	
	2. 环境准备:整洁、宽敞	

续表 3-15

项目名称	操作步骤	要点与说明
操作准备	3. 物品准备:流动水洗手设备(无此设备的可备消毒液,清水各一盆)、消毒刷、清洁剂、干手器或纸巾、消毒小毛巾,必要时备护手液或速干手消毒剂等	●物品准备齐全,清洁剂、消毒液均在有效期
操作过程	1. 护理人员与老年人做好沟通,取得配合	●耐心解释,取得配合
	2. 手的清洁与卫生消毒法 (有洗手池设备)	
	(1)充分准备:打开水龙头,调节合适水流和水温	●水龙头最好是感应式或用肘、脚、膝控制的开关
	(2)淋湿双手:水温适当	●太热或太冷会使皮肤干燥
	(3)卫生洗手法(内、外、夹、弓、大、立、腕):①在流动水下,使双手充分淋湿。②关上水龙头,取适量洗手液或肥皂(皂液),均匀涂抹至整个手掌、手背、手指和指缝。③内:手掌,掌心对掌心相互揉搓。④外:手背,掌心对手背,两手交叉揉搓。⑤夹:两手夹起来,掌心对掌心,十指交叉揉搓。⑥弓:手指弯成弓状,十指弯曲紧扣,转动揉搓。⑦大:大拇指握在掌心,转动揉搓。⑧立:手指立起来,指尖在掌心揉搓。⑨腕:清洗手腕	●揉搓双手至少15 s,揉搓双手所有皮肤,包括指背、指尖和指缝

续表 3-15

项目名称	操作步骤	要点与说明
操作过程	（4）刷手法：①用手刷蘸洗手液按前臂→腕部→手背→手掌→手指→指缝→指甲顺序彻底刷洗后用流水冲净；②按上述顺序再刷洗一次	●每只手刷 30 s，两遍共刷 2 min；刷洗范围应超过被污染范围；手刷应每日消毒，肥皂液应每日更换
	（5）冲洗擦干：打开水龙头，在流动水下彻底冲净双手，用擦手纸或毛巾擦干双手或在干手器下烘干双手；必要时取适量护手液护肤	●冲洗时手指向下，从肘部向指尖方向冲洗；避免溅湿工作服；冲水后立即关闭水龙头；擦手毛巾应保持清洁、干燥，每日消毒
	3. 手的清洁与卫生消毒法（无洗手池设备）	
	（1）浸泡消毒法：①浸泡双手：双手浸泡在消毒液中。②揉搓擦洗：用小毛巾或手刷刷前臂→腕部→手背→手掌→手指→指缝→指甲顺序反复擦洗。③洗净擦干。用清水洗净后用洁净毛巾或擦手纸擦干双手或在干手器下烘干双手	●消毒液浸没肘部及以下 ●根据消毒液的性质浸泡消毒 2~5 min
	（2）卫生手消毒：①涂消毒剂：按洗手步骤洗手并保持手的干燥，取速干手消毒剂于掌心，均匀涂抹至整个手掌、手背、手指和指缝，必要时增加手腕及腕上 10 cm。②揉搓待干：按照揉搓洗手的步骤揉搓双手，直至手部干燥	●符合洗手的要求与要点；消毒剂要作用速度快、不损伤皮肤、不引起过敏反应 ●保证消毒剂完全覆盖手部皮肤；揉搓时间至少 15 s；自然干燥
	4. 整理用物	

续表 3-15

项目名称	操作步骤	要点与说明
终末评价	1.操作有序、方法正确,耐心地教会老年人手卫生的方法	
	2.注意观察老年人的反应,做好沟通,使老年人身心愉悦	
	3.评价手的清洗和消毒方法正确,冲洗彻底,工作服未被溅湿	

任务四十五　无菌技术

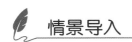 情景导入

情景描述:刘奶奶,72 岁,倒水时不慎烫伤手臂,家人进行了烫伤部位的简易处理。今晨刘奶奶伤处疼痛剧烈,在家人陪同下到医院就诊。经检查,刘奶奶烫伤部位皮肤红肿,局部已破损,有少量脓性分泌物,医嘱予以常规换药、局部抗感染。换药室护士小刘遵医嘱为刘奶奶的伤口进行换药。

请思考:

1.小刘如何操作才能确保无菌物品不被污染,防止伤口的感染进一步加重?

2.若该老年人的伤口需要用生理盐水棉球清洗,小刘应如何准备?

1. 目的

（1）在医疗、护理操作中，防止一切微生物侵入人体。

（2）防止无菌物品、无菌区域被污染。

2. 评估老年人情况及观察要点

（1）评估老年人的精神状态、自理能力、合作程度。

（2）观察老年人的伤口状况：伤口的部位、分泌物、清洁状况等。

（3）观察老年人除伤口外的皮肤状况：有无损伤、感染等。

（4）评估操作区和操作台是否清洁、干燥、平坦。

3. 操作要点

（1）老年人体位：仰卧位（或根据伤口位置选择合适卧位）。

（2）动作轻稳、关心体贴老年人。

（3）环境温度适宜，必要时屏风遮挡。

（4）无菌技术操作过程中，正确使用无菌物品和无菌器械。

4. 指导要点

（1）告知老年人伤口换药时无菌技术的目的、方法和配合要点。

（2）告知老年人根据伤口的位置采取合适的卧位，配合完成护理工作。

（3）伤口换药时环境温度适宜，必要时屏风遮挡。

5. 注意事项

（1）注意根据老年人伤口的位置采取合适的卧位，配合完成护理操作。

（2）操作时，非无菌物品及身体应与无菌盘保持适当的距离，身体部位不可跨越无菌区。

（3）无菌持物钳只能用于夹取无菌物品，不能用于夹取油纱布或换药。

（4）夹取无菌容器内物品时，无菌持物钳及无菌物品不可触及容器的边缘。

（5）移动无菌容器时，应托住底部，手不可碰及无菌容器内边缘。

（6）从无菌容器内取出的无菌物品，虽未使用，也不得再放回无菌容器内。

（7）无菌物品和存放容器要定期灭菌。

6. 无菌技术操作规程

表 3-16　无菌技术操作规程

项目名称	操作步骤	要点与说明
操作准备	1. 护理人员准备：着装整洁、修剪指甲、去掉首饰，洗手、戴口罩	
	2. 环境准备：清洁、干燥，符合无菌技术操作要求	
	3. 老年人准备：根据伤口的位置采取合适的卧位	
	4. 物品准备：无菌治疗盘、无菌换药包（内放治疗碗 2 个、镊子 2 把、纱布 2 块、棉球数个）、无菌手套、无菌持物钳、消毒液、消毒敷料、棉签、记录纸、笔、生活垃圾桶、医疗垃圾桶等	●物品准备齐全

续表 3-16

项目名称	操作步骤	要点与说明
操作过程	1. 护理人员与老年人做好沟通,取得配合	●耐心解释,取得配合
	2. 关闭门窗,调节室内温度,必要时遮挡	●避免着凉,注意保护隐私
	3. 安置体位:暴露伤口,根据伤口的位置协助老人采取合适卧位	
	4. 洗手,检查核对无菌物品名称、灭菌日期、有效期	●确认灭菌合格、在有效期内
	5. 无菌持物钳的使用	
	(1)检查标识:检查并核对名称、有效期、灭菌标识	●确保在有效期内;第一次使用,应记录打开日期、时间并签名,4 h内有效
	(2)开盖取钳:打开盛放无菌持物钳的容器盖,手持无菌持物钳上 1/3 处,闭合钳端,将钳移至容器中央,垂直取出,关闭容器盖	●手不可触及容器口边缘和内面;盖闭合时不可从盖孔中取、放无菌持物钳
	(3)钳端向下:使用时保持钳端向下,在腰部以上视线范围内活动,不可倒转向上	●保持无菌持物钳的无菌状态
	(4)放钳盖:使用后闭合钳端,打开容器盖,快速垂直放回容器中,盖好容器盖	●防止无菌持物钳在空气中暴露过久

续表 3-16

项目名称	操作步骤	要点与说明
操作过程	6.无菌容器的使用	
	（1）检查标识：检查并核对无菌容器名称、灭菌日期、失效期、灭菌标识	●应同时查对无菌持物钳以确保在有效期内
	（2）正确开盖：打开容器盖，平移离开容器，内面向上拿在手中或盖的内面向上置于稳妥处	●盖子不得在无菌容器上方翻转，以防灰尘落于容器内造成污染；拿盖时，手勿触及容器盖的边缘及内面
	（3）夹取物品：用无菌持物钳从无菌容器内垂直夹取无菌物品	●无菌持物钳及物品不可触及容器边缘
	（4）正确盖盖子：取物后立即将盖子由近向远或从一侧向另一侧盖严	●避免容器内无菌物品在空气中暴露过久
	（5）持托容器：手持无菌容器时（如无菌碗）应托住容器底部	●手指不可触及容器边缘及内面；第一次使用，应记录开启日期、时间并签名，24 h 内有效
	7.无菌包的开包使用法	
	（1）检查核对：检查并核对无菌包名称、灭菌日期、有效期、灭菌标识、无潮湿或破损	●应同时查对无菌持物钳以确保在有效期内；如标记模糊或已过期，包布潮湿破损，则不可使用

续表 3-16

项目名称	操作步骤	要点与说明
操作过程	（2）开包取物 ①桌上开包法:将无菌包放在清洁、干燥处,撕开粘贴;用拇指和食指揭开包布外角,再揭开左右两角,最后揭开内角;用无菌钳取出所需物品,放在事先备好的无菌区内。②手上开包法:若将小包内物品全部取出使用,可将包托在手上打开,另一手将包布四角抓住,稳妥地将包内物品放入无菌区域内。③一次性物品取用法:先查看无菌物品的名称、灭菌有效期,封包有无破损,核对无误后方可打开;打开取用一次性无菌注射器或输液器,在封包上特制标记处用手撕开（或用剪刀剪开）,暴露物品后,可用手取;打开一次性无菌敷料或导管,用拇指和食指揭开双面黏合封包上下两层（或消毒封包边口后,再用无菌剪刀剪开）,暴露物品后,用无菌持物钳夹取	●手不可触及包布内面,操作时不可跨越无菌区;手不可触及包布内面
	（3）整理记录:如包内用物未用完,按原折痕包好,注明开包日期及时间并签名	●已打开过的无菌包内物品有效期 24 h
	8.取用无菌溶液法	
	（1）清洁瓶表面:取盛有无菌溶液的密封瓶,擦净瓶外灰尘	

续表 3-16

项目名称	操作步骤	要点与说明
操作过程	（2）核对检查：核对瓶签上的药名、剂量、浓度、有效期,检查瓶盖有无松动,瓶身有无裂缝,对光检查溶液有无浑浊、沉淀、絮状物	●确保溶液质量可靠
	（3）消毒开瓶：用启瓶器撬开瓶盖,消毒瓶塞,待干后盖上无菌纱布,打开瓶塞	●手不可触及瓶口及瓶塞内面
	（4）冲洗瓶口：手握溶液瓶的标签面,倒出少量溶液于弯盘内,冲洗瓶口	●避免溶液外溅和沾湿标签
	（5）倒出溶液：由原处倒出所需溶液于无菌容器中	●瓶口高度适宜,瓶口不接触容器,液体勿外溅
	（6）盖好瓶塞：倒液后立即塞好瓶塞	●必要时消毒瓶塞后再盖好
	（7）记录整理：①在瓶签上注明开瓶日期、时间并签名,放回原处；②按要求整理用物并处理	●已开启过的无菌溶液,瓶内溶液有效期24 h
	9.铺无菌盘法	
	（1）查对开包：①取无菌治疗巾包,查看其名称、灭菌标记、灭菌日期,有无潮湿及破损；②打开无菌包,用无菌钳取出一块无菌巾,放于清洁治疗盘内；③将剩余无菌治疗巾按原折痕包好,并注明开包日期、时间并签名	●应同时查对无菌持物钳、无菌物品以确保在有效期内;治疗盘应清洁、干燥;包内治疗巾可在24 h内有效

续表 3-16

项目名称	操作步骤	要点与说明
操作过程	（2）取巾铺盘：①单巾单层底铺盘：双手捏住无菌巾一边外面两角，轻轻抖开，双折铺于治疗盘上，将上层呈扇形折于近侧，开口边向外暴露无菌区，放入无菌物品后，拉平扇形折叠层，盖于物品上，上下层边缘对齐，将开口处向上翻折两次，两侧边缘向下翻折一次，露出治疗盘边缘。②单巾双层底铺盘：双手捏住无菌巾一边外面两角，轻轻抖开，从远到近三折成双层底，上层呈扇形折叠，开口向外，放入无菌物品拉平扇形折叠层，盖于物品上，边缘对齐。③双巾铺盘：双手捏住无菌巾一边外面两角，轻轻抖开，从远侧向近侧平铺于治疗盘上，放入无菌物品后，再取无菌巾的无菌面向下盖于物品上，上下两层边缘对齐，四周超出治疗盘部分向上翻折1次	●治疗巾的内面为无菌区，不可触及衣袖和其他有菌物品；上下层无菌巾边缘对齐后翻折以保持无菌
	（3）记录签名：注明铺盘日期及时间、签名	●保持盘内无菌，4 h内有效
	10.戴脱无菌手套法	
	（1）核对开包：检查并核对无菌手套号码、灭菌日期，包装有无破损，挤压有无漏气，打开手套外包装	●选择大小型号合适的手套；确认在有效期内

续表 3-16

项目名称	操作步骤	要点与说明
操作过程	（2）取戴手套：两手拇指和食指同时掀起手套袋开口处外层，一手持手套翻折部分同时取出一双手套；将两手套五指对准，一手捏住手套翻折部分，一手对准手套五指戴上；再以戴好手套的手指插入另一手套的翻折内面，同法戴好另一手套；将后一只戴好的手套的翻边扣套在工作服衣袖外面，同法套好另一只手套	●手不可触及手套的外面（无菌面）；手套外面不可触及非无菌物
	（3）检查调整：双手对合交叉调整手套的位置；检查是否漏气	●戴好手套的双手保持在腰以上视线范围内
	（4）脱下手套：用戴手套的手捏住另一手套腕部外面翻转脱下，再将脱下手套的手指插入另一手套内将其翻转脱下	●勿使手套外面（污染面）接触到皮肤；不可强拉手套边缘或手指部分以免损坏
	（5）按要求整理用物并处理	●弃手套于黄色垃圾袋内
	11. 整理用物，洗手、记录	●减少致病菌传播
终末评价	1. 操作有序、方法正确	
	2. 严格遵守无菌操作原则	
	3. 关心体贴老年人、动作轻柔，做好沟通，使老年人身心愉悦	

任务四十六　隔离技术

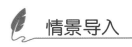

情景导入

情景描述:护士小宋今天值夜班,接收了一位确诊为甲型H1N1流感的老年人。小宋为其安排了单独的病室,并告知老人在住院期间不得进入内走廊和医护办公室,如有需要可以随时通过对讲机与护士和医生联系。

请思考:

1. 为什么要为该老年人安排单独病室?

2. 护士小宋在接触该老年人时应采取哪些隔离措施?

1. 目的

(1)控制传染源,切断传播途径,防止传染病蔓延。

(2)保护易感的老年人免受感染或交叉感染。

2. 评估老年人情况及观察要点

(1)评估老年人的健康史,详细询问家庭中有无甲型H1N1流感的人员;有无与甲型H1N1流感人员的密切接触史;近期有无患过急性传染病;等等。

(2)观察老年人的身体状况,包括临床症状、体征。

(3)评估老年人的心理-社会支持状况,包括家属对病情、隔离方法等知识的了解,家属对老年人的关心程度以及家庭的经济状况等。

3. 操作要点

（1）根据用途及佩戴者脸型大小选择口罩，口罩应干燥、无破损、无污渍。

（2）穿隔离衣系领口时，袖口不可触及衣领、帽子、面部和颈部。

（3）隔离衣需全部遮盖工作服，有破损、潮湿则不可使用；衣领及隔离衣内面为清洁面。

4. 指导要点

（1）穿隔离衣时手不可触及隔离衣内面，隔离衣应能遮盖内面的工作服，折叠处不能松散。

（2）穿好隔离衣后，双臂保持在腰部以上、视野范围内，且不得进入清洁区、接触清洁物。

（3）隔离衣如挂在半污染区，清洁面向外；挂在污染区，污染面向外。

5. 注意事项

（1）穿隔离衣前应准备好操作中所需物品。

（2）隔离衣长短合适，需完全遮盖内面工作服，并完好无损。

（3）穿隔离衣后，只限在规定区域内活动，不得进入清洁区。

（4）洗手时，隔离衣不得污染洗手设备。

（5）隔离衣应每日更换，如有潮湿或被污染，应立即更换。

6.隔离技术操作规程

表 3-17　隔离技术操作规程

项目名称	操作步骤	要点与说明
操作准备	1. 护理人员准备:着装整洁、修剪指甲,洗手、戴口罩,去下手表、卷袖过肘(冬季卷过前臂中部)	
	2. 环境准备:整洁、宽敞、干燥、安全,用物摆放合理,符合隔离技术操作要求	
	3. 物品准备:根据需要准备合适的帽子、口罩、隔离衣、挂衣架、污物袋等	●物品准备齐全,型号合适
操作过程	1. 清洗双手:七步洗手法洗手	●内、外、夹、弓、大、立、腕
	2. 正确戴帽:戴清洁的帽子,帽子应将头发全部遮住	●帽子大小合适
	3. 戴口罩	●根据用途选择口罩,口罩应干燥、无破损、无污渍
	(1)普通医用口罩(一次性使用医用口罩):将口罩罩住鼻、口及下巴,口罩下方带系于颈后,上方带系于头顶中部	●如系带是耳套式,分别将系带系于左右耳后
	(2)外科口罩:①将口罩遮住鼻、口及下巴,口罩下方带系于颈后,上方带系于头顶中部;②将双手指尖放在鼻夹上,从中间位置开始,用手指向内按压,并逐步向两侧移动,根据鼻梁形状塑型;③调整系带的松紧度,检查闭合性	●如系带是耳套式,分别将系带系于左右耳后 ●不应一只手提鼻夹 ●确保不漏气

续表 3-17

项目名称	操作步骤	要点与说明
操作过程	（3）医用防护口罩：①一手托住防护口罩，有鼻夹的一面背向外；②将防护口罩遮住鼻、口及下巴，鼻夹部位向上紧贴面部；③用另一只手将下方系带拉过头顶，放在颈后双耳下，再将上方系带拉至头顶中部；④将双手指尖放在金属鼻夹上，从中间位置开始，用手指向内按鼻夹，并分别向两侧移动和按压，根据鼻梁的形状塑型；⑤将双手完全盖住口罩，快速呼气，检查密合性，如有漏气应调整鼻夹位置	●不应一只手提鼻夹 ●应调整到不漏气为止
	4.穿隔离衣法	
	（1）检查取衣：①检查隔离衣的完整性、清洁情况，核对长短、型号是否适合；②手持衣领取下隔离衣，清洁面向自己，将衣领两端向外折齐，露出肩袖内口	●隔离衣需全部遮盖工作服，有破损、潮湿则不可使用；衣领及隔离衣内面为清洁面
	（2）穿好衣袖：右手持衣领，左手伸入袖内，右手将衣领向上拉，使左手露出；换左手持衣领，右手伸入袖内，依上法使右手露出	●衣袖勿触及面部、衣领
	（3）系好衣领：两手持衣领，由领子中央顺着边缘向后将领带系（扣）好	●系领子时袖口不可触及衣领、帽子、面部和颈部
	（4）系好袖口：系好袖口（或系上袖带）	●带松紧的袖口则不需系袖口

续表 3-17

项目名称	操作步骤	要点与说明
操作过程	(5)系好腰带:将隔离衣一边(约在腰下5 cm处)渐向前拉,见到衣边捏住其外边缘,同法捏住另一侧边缘,双手在背后将边缘对齐向一侧折叠;一手按住折叠处,另一手将腰带拉至背后,压住折叠处,将腰带在背后交叉,拉回前面系活结	●手不可触及隔离衣内面;隔离衣应能遮盖内面的工作服,折叠处不能松散;若后侧下部边缘有衣扣应扣上;穿好隔离衣后,双臂保持在腰部以上、视野范围内,且不得进入清洁区、接触清洁物品
	5.脱隔离衣法	
	(1)松解腰带:解开腰带,在前面系活结	●若后侧下部边缘有衣扣应先解开
	(2)解开袖口:解开袖口,将衣袖拉于肘部,将部分衣袖塞入工作服袖下,露出双手	●勿使衣袖外面塞入工作服袖内
	(3)消毒双手	●不能沾湿隔离衣
	(4)解开衣领:解开领带(或领扣)	●保持衣领清洁
	(5)脱袖挂放:(如需继续使用的隔离衣按照此法,一次性隔离衣用后处理到医疗垃圾袋内即可)①一手伸入一侧衣袖内,拉下衣袖过手,用衣袖遮盖着的手握住另一衣袖的外面将袖子拉下,双手轮换拉下袖子,渐从袖管中退至衣肩,再以一手握住两肩缝撤另一手;②双手握住衣领,将隔离衣两边对齐,挂在衣钩上	●如挂在半污染区,清洁面向外;挂在污染区,污染面向外

续表 3-17

项目名称	操作步骤	要点与说明
操作过程	（6）七步洗手法洗手	● 内、外、夹、弓、大、立、腕
	6.摘口罩、帽子	
	（1）洗手后先解开下面的系带，再解开上面的系带，用手指捏住系带将口罩取下丢入医疗垃圾袋内	
	（2）洗手后摘掉帽子丢入医疗垃圾袋内	● 如是一次性帽子，脱下后放入污物袋；如是布制帽子，每日更换，清洗、消毒
	7.整理用物,洗手	● 减少致病菌传播
终末评价	1.操作有序、方法正确	
	2.隔离观念强,护理人员、环境、物品无污染	
	3.手的消毒方法正确,冲洗彻底,隔离衣未被溅湿	

（高 玲 张 莉 任 斐）

第四节　老年人应急救护技术

任务四十七　常见意识障碍的评估及护理

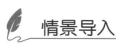 情景导入

情景描述:张先生,男,71岁,因"情绪激动后突然倒地,不省人事,大小便失禁2 h"入院,诊断为"高血压、脑出血"。身体评估发现:老人双眼闭合,对其大声呼叫可睁眼,与之对话,只能说简短字或单个字,但字意可辨,对疼痛刺激肢体会回缩。请判断该老人的意识状态。

请思考:

1. 根据格拉斯哥昏迷评分量表(GCS),评估老年人的意识程度如何?

2. 护理人员应该对老年人采取哪些护理措施?

1. 目的

(1)掌握评估老年人意识障碍程度的方法。

(2)根据老年人病情采取适当的护理措施,预防并发症,促进意识障碍老年人的知觉、记忆、语言、智能等认知功能的恢复。

2. 评估老年人情况及观察要点

(1)评估病史,询问老年人既往有无高血压、动脉粥样硬化、血

液病和家族脑卒中病史;是否遵医嘱进行降压、抗凝等治疗和治疗效果及目前用药情况;了解老年人的性格特点、生活习惯与饮食结构。

（2）评估起病情况和临床表现:了解老年人是在活动时还是安静状态下发病;发病前有无情绪激动、活动过度、疲劳、用力排便等诱因和头晕、头痛、肢体麻木等前驱症状;发病时间及病情发展的速度;是否存在剧烈头痛、喷射性呕吐、意识障碍、烦躁不安等颅内压增高的表现及其严重程度。

（3）评估老年人的心理—社会状况。

（4）评估老年人的生命体征情况,瞳孔大小及对光反射有无异常;有无意识障碍及其程度;有无失语及其类型;有无肢体瘫痪及其类型、性质和程度;有无吞咽困难和饮水呛咳;有无排便、排尿障碍;有无颈部抵抗等脑膜刺激征和病理反射;机体营养状况;等等。

3. 操作要点

（1）正确评估老年人的意识状况。

（2）明确老年人存在的主要护理问题,并根据问题计划实施相应的护理措施。

4. 指导要点

（1）疾病预防指导。指导高血压老年人避免使血压骤然升高的各种因素,如保持情绪稳定和心态平和,避免过分喜悦、愤怒、焦虑、恐惧、悲伤等不良心理和惊吓等刺激;建立健康的生活方式,保证充足睡眠,适当运动,避免体力或脑力过度劳累和突然用力;低盐、低脂、高蛋白、高维生素饮食;戒烟酒;养成定时排便的习惯,保持大便通畅。

（2）用药指导与病情监测。告知老年人和家属关于疾病的基本病因、主要危险因素和防治原则,如遵医嘱正确服用降压药物,维持血压稳定。教会老年人及家属测量血压的方法和对疾病早期表现的识别,发现血压异常波动或无诱因的剧烈头痛、头晕、肢体麻木、乏力或语言交流困难等症状,应及时就医。

（3）康复指导。教会老年人和家属自我护理的方法和康复训练技巧,如向健侧和患侧的翻身训练、桥式运动等肢体功能训练及语言和感觉功能训练的方法;使老年人和家属认识到坚持主动或被动康复训练的意义。

5.注意事项

（1）注意观察老年人的意识及瞳孔情况,预防脑疝和上消化道出血等并发症。

（2）定期给老年人翻身叩背,保持呼吸道通畅,积极预防压疮和坠积性肺炎。

（3）加强营养,按摩患侧肢体,预防废用综合征。

6.常见意识障碍的评估及护理操作规程

表3-18　常见意识障碍的评估及护理操作规程

项目名称	操作步骤	要点与说明
操作准备	1.护理人员准备:着装整洁、修剪指甲、去掉首饰,洗手、戴口罩	
	2.环境准备:安静、清洁、舒适	

续表 3-18

项目名称	操作步骤	要点与说明
操作准备	3.老年人准备:协助老年人取舒适体位	
	4.物品准备:手电筒、心电监护仪、压舌板、负压吸引器、吸痰管、纱布、一次性口护包	
操作过程	1.老年人意识障碍程度评估:根据格拉斯哥昏迷评分量表(GCS),对老年人的意识障碍及其严重程度进行观察与测定。包括睁眼反应、语言反应、运动反应3个子项目(以导入情景案例为例)	●使用时分别测量3个子项目并计分,然后再将各个项目的分值相加求其总和,即可得到老年人意识障碍程度的客观评分
	(1)睁眼反应:①自发性的睁眼反应(4分);②声音刺激有睁眼反应(3分);③疼痛刺激有睁眼反应(2分);④任何刺激均无反应(1分)	●该案例中对老人大声呼喊可睁眼,故睁眼反应一项可得3分
	(2)语言反应:①对人物、时间、地点等定向问题清楚(5分);②对话混淆不清,不能准确回答有关人物、时间、地点等定向问题(4分);③言语不流利,但字意可辨(3分);④言语模糊不清,字意难辨(2分);⑤任何刺激均无语言反应(1分)	●该案例中老人只能说简短字或单个字,但字意可辨,故语言反应一项可得3分
	(3)运动反应:①可按指令动作(6分);②能确定疼痛部位(5分);③对疼痛刺激有肢体退缩反应(4分);④疼痛刺激时肢体过屈(3分);⑤疼痛刺激时肢体过伸(2分);⑥疼痛刺激时无反应(1分)	●该老人对疼痛刺激肢体会回缩,故运动反应一项可得4分

续表 3-18

项目名称	操作步骤	要点与说明
操作过程	(4)意识障碍程度判断:3 项指标相加得出老年人意识障碍程度评分,GCS 量表总分范围为 3~15 分,15 分表示意识清醒,13~14 分表示轻度意识障碍,9~12 分表示中度意识障碍,3~8 分表示重度意识障碍,低于 8 分为昏迷,低于 3 分为深昏迷或脑死亡	●案例中该老人评分为 10 分,说明为中度意识障碍
	2. 意识障碍老年人的护理	
	(1)病情监测:严密监测老年人生命体征及意识、瞳孔变化,观察有无恶心、呕吐及呕吐物的性状与量,准确记录出入水量	
	(2)保持呼吸道通畅:老年人平卧位头偏向一侧或侧卧位,开放气道,取下活动性义齿,及时清除口鼻分泌物,防止舌根后坠、窒息、误吸或肺部感染	
	(3)口腔护理:不能经口进食者应每天口腔护理 2~3 次,防止口腔感染	
	(4)饮食护理:给予高维生素、高热量饮食,补充足够的水分;遵医嘱鼻饲流质者应定时喂食,保证足够的营养供给;进食时以及进食后 30 min 内抬高床头防止食物反流	
	(5)安全护理:谵妄躁动者加床档,必要时做适当的约束,防止坠床和自伤;慎用热水袋,防止烫伤	

续表 3-18

项目名称	操作步骤	要点与说明
操作过程	（6）皮肤护理：使用气垫床，保持床单清洁、干燥，减少对皮肤的机械性刺激，定时给予翻身、拍背，按摩骨隆突受压处，预防压疮	
	（7）做好大小便的护理，保持外阴部皮肤清洁，排便后及时清洗肛门及会阴部皮肤，预防尿路感染	●有尿管的老年人，保持尿道口清洁，每日消毒 1~2 次 ●妥善固定引流袋及导尿管，引流袋不能高于耻骨联合，以防尿液反流 ●让老年人多饮水，增加尿量，达到自然冲洗尿道的目的，预防尿路感染和结石的发生 ●采用间歇性夹管方式，训练老年人膀胱功能 ●注意观察尿液，若发现浑浊、沉淀或出现结晶，遵医嘱及时进行膀胱冲洗，并每周查一次尿常规
	（8）便秘护理：每日顺时针方向按摩老年人腹部数次，增加肠蠕动，促进排便	●指导老年人家属多喂食富含粗纤维的食物，如新鲜水果、芹菜、香蕉等

续表 3-18

项目名称	操作步骤	要点与说明
操作过程	(9)肢体活动护理:按摩肢体,指导家属进行患肢被动功能训练,帮助老年人进行肢体伸屈活动,预防下肢静脉血栓形成	
	(10)潜在并发症:预防消化道出血和脑疝等并发症的发生	
终末评价	1.能熟练、正确评估老年人意识障碍程度	
	2.关心爱护老年人,护理时动作轻柔,时刻注意观察老年人的反应	

任务四十八 单人徒手心肺复苏术

情景导入

情景描述:郭先生,72岁,因儿女不在身边,在敬老院养老,由护理人员照顾。某日,郭先生在上卫生间时突然发生抽搐,意识丧失,昏倒在地。护理人员急忙对老年人情况进行处理。

请思考:

1. 请问郭先生发生了什么情况?

2. 在这样的情况下,护理人员应该如何进行抢救?

1. 目的

（1）根据老年人情况迅速识别心搏骤停。

（2）可熟练且规范应用心肺复苏术抢救老年人。

2. 评估老年人情况及观察要点

（1）评估老年人的意识状况。

（2）评估老年人颈动脉搏动和呼吸情况。

3. 操作要点

（1）老年人体位：去枕，仰卧于硬质平面上。

（2）心肺复苏按压部位，方法正确，操作步骤熟练。

（3）保证按压频率和按压深度，尽量减少胸外按压中断时间。

4. 指导要点

心肺复苏时，时刻关注老年人的意识、呼吸、脉搏等情况。

5. 注意事项

（1）保证按压频率和按压深度。

（2）按压期间，保证胸廓完全回弹，护理人员不能倚靠在老年人身上，且手掌根部不能离开胸壁。

（3）尽量减少胸外按压中断，或尽可能将中断时间控制在 10 s 内。

（4）不要过度通气，预防胃胀气。

（5）为保证高质量的胸外按压，有两个或多个护理人员时，应每 2 min 改变按压和通气角色。有 AED 时，提示"分析心律"时交换角色。换人时间应在 5 s 内完成，以减少胸部按压间断的时间。

6.单人徒手心肺复苏术操作规程

表 3-19　单人徒手心肺复苏术操作规程

项目名称	操作步骤	要点与说明
操作准备	1.护理人员准备:着装整洁、修剪指甲、去掉首饰,洗手	
	2.环境准备:周围环境安全	
	3.老年人准备:去枕,仰卧于硬质平面上,解开老年人领口、领带、腰带等束缚物	
	4.物品准备:诊察床(硬板床)、脚踏垫、纱布、血压计、听诊器、手电筒、弯盘、抢救记录单、速干手消毒剂、医疗垃圾桶、生活垃圾桶	
操作过程	1.判断与呼救	
	(1)检查老年人有无反应	●轻拍重喊"喂,你怎么了,能听见我说话吗?"如无应答,判断意识丧失
	(2)检查老年人有无呼吸,并同时检查脉搏,5~10 s 内完成	●触摸颈动脉
	(3)确认老年人心搏骤停,立即呼救,启动急救反应系统	
	2.安置体位	
	(1)确保老年人仰卧在坚固的平面上	●必要时身下可垫木板
	(2)去枕平卧,头、颈、躯干在同一轴线上,双手放于两侧,身体无扭曲	

续表 3-19

项目名称	操作步骤	要点与说明
操作过程	3. 心脏按压	
	（1）护理人员在老年人一侧，解开衣领、腰带，暴露老年人胸腹部	
	（2）按压部位：老年人胸部中央，胸骨中下 1/3 段	● 老年女性由于胸部下垂，以剑突上两横指的胸骨处为按压部位 ● 老年男性以两乳头连线中点处为按压部位
	（3）按压方法：手掌根部重叠，手指翘起，两臂伸直，使双肩位于双手的正上方，垂直向下用力快速按压。按压深度至少 5 cm；按压速率 100~120 次/min	● 护理人员不能倚靠在老年人身上，且掌根部不能离开老年人胸壁
	（4）胸廓回弹：每次按压后使胸廓充分回弹（按压时间和放松时间比为 1∶1）。尽量不要按压中断，如有中断时间控制在 10 s 内	
	4. 开放气道和通气	
	（1）清除口鼻腔、气道内分泌物或异物，有义齿者取下	
	（2）采用仰头抬颏法充分打开气道	● 怀疑老年人头颈部有创伤时，可采用托下颌法打开气道
	（3）立即送气 2 次，送气时间为 1 s，无漏气，见明显胸廓隆起即可	

续表 3-19

项目名称	操作步骤	要点与说明
操作过程	（4）按压与通气之比30：2,连续 5 个循环	
	5.判断复苏效果	
	（1）颈动脉恢复搏动	●操作 5 个循环后,判断并报告复苏效果
	（2）自主呼吸恢复	
	（3）散大的瞳孔缩小,对光反射存在	
	（4）收缩压大于 60 mmHg	
	（5）面色、口唇、甲床和皮肤色泽转红,昏迷程度变浅,出现反射、挣扎或躁动	
	6.整理记录	
	（1）清洁老年人皮肤,整理衣服	
	（2）整理用物,分类放置	
	（3）七步洗手,记录老年人病情变化和抢救情况	
终末评价	1.操作熟练,沉着冷静,手法正确	
	2.注意保护老年人隐私、注意保暖	

任务四十九 自动体外除颤器的使用

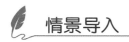情景导入

情景描述:刘先生,65 岁,因冠心病,聘请护理人员 24 h 看护。某日吃完午饭,刘先生在小区散步,突然晕倒在地。经评估,刘先生发生了心搏骤停。护理人员立即对刘先生进行心肺复苏,并请他人取自动体外除颤器(AED)。

请思考:

1. 护理人员应如何使用 AED 对刘先生进行抢救?

2. 使用 AED 时应注意什么?

1. 目的

(1)使用 AED 快速分析老年人的心律。

(2)熟练使用 AED 实施电击除颤,帮助老年人恢复窦性心律。

2. 评估老年人情况及观察要点

(1)评估老年人昏倒的原因:冠心病引起心肌缺血缺氧,导致心搏骤停。

(2)评估老年人身上有无金属物品、电子产品及起搏器。

(3)评估电极片粘贴部位皮肤是否清洁干燥,有无破损。

3. 操作要点

(1)老年人体位:仰卧于硬质平面上。

(2)使用 AED 分析老年人心律及放电时不要接触老年人。

4. 指导要点

时刻关注老年人的意识、呼吸、脉搏等情况。

5. 注意事项

(1)装有临时心脏起搏器的老年人将 AED 贴片移开 2.5 cm。

(2)有药贴的老年人应将药贴撕去,并擦干净局部皮肤。

(3)有胸毛的老年人应先将其胸毛剔除。

6. AED 的使用操作规程

表 3-20　AED 的使用操作规程

项目名称	操作步骤	要点与说明
操作准备	1. 护理人员准备:着装整洁、修剪指甲、去掉首饰,洗手、戴口罩	
	2. 环境准备:周围环境安全	
	3. 老年人准备:去除老年人身上的金属物品、电子产品等,有胸毛者剔除,去枕,仰卧于硬质平面上,解开老年人领口、领带、腰带等束缚物	
	4. 物品准备:AED、诊察床(硬板床)、脚踏垫、纱布、血压计、听诊器、手电筒、弯盘、抢救记录单、速干手消毒剂、医疗垃圾桶、生活垃圾桶	●有条件可准备简易呼吸器
操作过程	1. 判断与呼救	
	(1)检查老年人有无反应	●轻拍重喊"喂,你怎么了,能听见我说话吗?"如无应答,判断意识丧失

续表 3-20

项目名称	操作步骤	要点与说明
操作过程	（2）检查老年人有无呼吸,并同时检查脉搏,5~10s 内完成	●触摸颈动脉
	（3）确认老年人心搏骤停,立即呼救,启动急救反应系统	
	（4）取得 AED 及急救设备	
	2.安置体位	
	（1）确保老年人仰卧在硬质平面上	●必要时身下可垫木板
	（2）去枕,头、颈、躯干在同一轴线上,双手放于两侧,身体无扭曲	
	3.心脏按压	
	（1）护理人员在老年人一侧,解开衣领、腰带,暴露老年人胸腹部	●实施心肺复苏术至取来 AED
	（2）按压部位:老年人胸部中央,胸骨中下 1/3 段	●老年女性由于胸部下垂,以剑突上两横指的胸骨处为按压部位 ●老年男性以两乳头连线中点处为按压部位
	（3）按压方法:手掌根部重叠,手指翘起,两臂伸直,使双肩位于双手的正上方,垂直向下用力快速按压。按压深度至少 5 cm;按压速率 100~120 次/min	●护理人员不能倚靠在老年人身上,且掌根部不能离开老年人胸壁
	（4）胸廓回弹:每次按压后使胸廓充分回弹(按压时间和放松时间比为1:1),尽量不要按压中断,如有中断时间控制在 10 s 内	

续表 3-20

项目名称	操作步骤	要点与说明
操作过程	4. AED 除颤	
	（1）AED 在按压第一个循环结束前准备好	
	（2）评估老年人身上有无金属物品、电子产品及起搏器等	
	（3）打开 AED 电源开关,按语音提示操作	
	（4）粘贴电极贴片:心尖部电极安放在左腋前线第五肋间外侧,心底部电极放置胸骨右缘锁骨下	●电极片安放时避开皮肤破损处、皮下起搏器等
	（5）告知周边人员不要接触老年人,等候 AED 分析心律是否需要除颤	
	（6）得到除颤指令后,等待充电,确定周边人员未接触老年人,准备除颤	
	（7）按下电击除颤按钮	
	（8）继续 5 个循环 CPR 后,AED 将再次自动分析心律,护理人员根据 AED 上显示的心电图决定下一步操作	●电极片在除颤后不去除,直至送到医院
	5. 开放气道和通气	
	（1）清除口鼻腔、气道内分泌物或异物,有义齿者取下	
	（2）采用仰头抬颏法充分打开气道	●怀疑老年人头颈部有创伤时,可采用托下颌法打开气道

续表 3-20

项目名称	操作步骤	要点与说明
操作过程	（3）立即送气 2 次,送气时间为 1 s,无漏气,见明显胸廓隆起即可	●有条件可采用简易呼吸器辅助通气
	（4）按压与通气之比30∶2,连续 5 个循环	
	6. 判断复苏效果	
	（1）颈动脉恢复搏动	●操作 5 个循环后,判断并报告复苏效果
	（2）自主呼吸恢复	
	（3）散大的瞳孔缩小,对光反射存在	
	（4）收缩压大于 60 mmHg	
	（5）面色、口唇、甲床和皮肤色泽转红,昏迷程度变浅,出现反射、挣扎或躁动	
	7. 整理记录	
	（1）清洁老年人皮肤,整理衣服	
	（2）整理用物,分类放置	
	（3）七步洗手,记录老年人病情变化和抢救情况	
终末评价	1. 操作熟练,沉着冷静,手法正确	
	2. 注意保护老年人隐私、注意保暖	

任务五十　海姆立克急救法

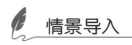 **情景导入**

情景描述:李先生,76 岁,在寿宴上与亲朋好友边吃边谈,气氛热烈。突然,李先生出现咳嗽、喘气,左手捏住自己喉咙,右手指向嘴巴,呼吸困难,面色苍白,口唇发绀。

请思考:

1.李先生可能出现了什么情况?

2.应采取哪些急救措施?

1.目的

(1)去除气管异物,解除呼吸道梗阻。

(2)明确气道梗阻的原因,积极预防。

2.评估老年人情况及观察要点

(1)评估老年人异物梗阻原因:饮食不慎、咳嗽、吞咽功能差等。

(2)观察老年人异物梗阻的临床表现:咳嗽弱而无力,一手以“V”状紧贴于颈前咽喉部、呼吸困难、面色苍白、口唇发绀。

(3)尽早识别气道梗阻是抢救成功的关键。

3.操作要点

(1)老年人体位:清醒者立位或坐位。

(2)施力位置、方向正确,防止胸部和腹内脏器损伤。

(3)注意密切观察老年人的意识、呼吸、面色等变化。

4.指导要点

（1）协助老年人采取立位或坐位,弯腰、头部前倾。

（2）老年人头部要保持在胸部水平或低于胸部水平,充分利用重力使异物驱出体外。

5.注意事项

（1）尽快识别气道梗阻是抢救成功的关键。

（2）实施海姆立克急救法时用力方向及位置正确,避免损伤肝脾或造成骨折。

（3）饱餐后老年人实施海姆立克急救法可能会出现胃内容物反流,应及时清理口腔防误吸。

（4）抢救的同时应及时呼叫"120"求助,或请别人给予帮助,配合抢救。

（5）密切注意老年人的意识、面色、瞳孔等变化,如老年人由意识清楚转为昏迷或面色发绀、颈动脉搏动消失、心跳呼吸停止,应停止排除异物,迅速采用心肺复苏术。

6.海姆立克急救法操作规程

表 3-21　海姆立克急救法操作规程

项目名称	操作步骤	要点与说明
操作准备	1.护理人员准备:着装整洁、修剪指甲、去掉首饰,洗手、戴口罩,熟练掌握海姆立克急救操作	
	2.环境准备:周围环境安全	
	3.老年人准备:取立位或坐位	●意识不清可取仰卧位

续表 3-21

项目名称	操作步骤	要点与说明
操作过程	1. 拍背法:老年人取立位或坐位,护理人员站在老年人侧后方,一手置于老年人胸部以支撑老年人,另一手掌根在老年人两肩胛骨之间进行4~6次大力拍击	●冲击时老年人头部保持在胸部或低于胸部水平,利用重力排除异物
	2. 腹部手拳冲击法	
	(1)意识清楚者,取坐位或立位,护理人员站于老年人身后,双臂环抱其腰部,嘱咐老年人弯腰、头部前倾,护理人员一手握空心拳,拳眼置于老年人腹正中线脐上两横指处,另一手紧握拳压紧腹部,用力快速向内向上冲压4~6次	●手法及施力方向正确,以免损伤肝、脾等器官
	(2)意识不清者置于仰卧位,使头后仰,开放气道,护理人员跨骑在老年人髋部,一手掌根部置于腹部正中线脐上两横指处,另一手直接放于该手手背上,两手掌根重叠,快速向内向上用力冲击腹部4~6次	●及时检查老年人口腔,直至异物排出
	3. 胸部手拳冲击法	●此方法适用于肥胖老年人,护理人员无法环抱老年人腰部时
	(1)意识清楚者取立位或卧位,护理人员站于老年人背侧,双臂经老年人腋下环抱其胸部,一手的手拳拇指侧顶住老年人胸骨中下部,另一手紧握该拳,向后做4~6次快速连续冲击	●不要将手拳顶住剑突,以免造成骨折或内脏损伤

续表 3-21

项目名称	操作步骤	要点与说明
操作过程	（2）意识不清者取仰卧位,屈膝,开放气道,护理人员跪于老年人一侧,齐肩胛水平,用掌根置于老年人胸骨中下 1/3 处,向下做 4~6 次快速连续冲击	●每次冲击须缓慢,间歇清楚,干脆利索
终末评价	1. 操作有序、定位正确、方法及用力方向正确	
	2. 老年人呼吸道内异物排出,面色转为红润,呼吸通畅	
	3. 注意保护老年人隐私、注意保暖	

（任梦园　陈梦霞　代　瑛）

任务五十一　外伤初步止血

情景导入

情景描述:丁爷爷,72 岁,自行如厕时不慎滑倒,右侧肘部撞在水台边沿,肘部皮肤有 1 cm×3 cm 伤口,伤口有肿胀出血,丁爷爷自行站立起来后呼叫护理人员。护理人员到场后询问其摔伤情况,老年人神色焦急,主诉右侧肘部伤口有疼痛、出血,需包扎止血,其他无不适。

请思考:

1. 如何给老年人进行包扎止血?

2. 包扎止血时应注意什么?

1. 目的

保护伤口免受再污染、压迫止血、减轻疼痛。

2. 评估老年人情况及观察要点

(1)评估老年人的面色、神志。

(2)观察老年人伤口情况:受伤部位、出血量、有无肿胀、能否活动等。

(3)观察老年人受伤现场的危险因素,尽快帮助老年人脱离危险环境。

3. 操作要点

(1)动作轻柔,避免加重伤口疼痛。

(2)操作小心谨慎,不要触及伤口,以免加重疼痛或导致出血及污染。

4. 指导要点

(1)指导老年人置老年人受伤肢体于功能位。

(2)指导老年人发生出血时的紧急止血方法。

5. 注意事项

(1)包扎时应松紧适宜,避免影响血液循环。

(2)包扎四肢应将指(趾)端外露,方便观察皮肤血液循环情况。

(3)打结固定时,结应放在肢体的外侧面,忌在伤口、骨隆突或易受压部位打结。

(4)包扎时如有皮肤皱褶处如腋下、乳下、腹股沟等,应用棉垫或纱布衬隔,骨隆突处也用棉垫保护。

（5）包扎方向为自下而上、由左向右，从远心端向近心端包扎，以促进静脉血回流。

6. 外伤初步止血操作规程

表 3-22　外伤初步止血操作规程

项目名称	操作步骤	要点与说明
操作准备	1. 护理人员准备：着装整洁、修剪指甲、去掉首饰，洗手、戴口罩	
	2. 环境准备：安静、整洁	
	3. 老年人准备：对止血操作有一定的了解，并愿意配合	
	4. 物品准备：无菌纱布、绷带、胶布、剪刀、含碘消毒剂、棉签、记录单、笔	
操作过程	1. 护理人员发现老年人外伤出血时应立即报告医务人员或家属，或拨打急救电话，并安慰老年人	
	2. 携用物至老年人房间，将老年人移至床上或座椅上，取舒适体位	● 包扎受伤肢体功能位
	3. 用棉签蘸消毒剂简单消毒伤口	● 采取初步止血措施
	4. 用无菌纱布（或清洁手帕等）放在伤口正上方，覆盖伤口	● 严格遵守无菌操作原则
	5. 根据老年人情况采用不同的包扎法对受伤部位进行绷带包扎	● 使用时绷带卷轴在上
	6. 环形包扎法	● 适用于包扎颈、腕、胸、腹等粗细相等部位的小伤口

续表 3-22

项目名称	操作步骤	要点与说明
操作过程	(1)将绷带做环行的重叠缠绕,不少于2周	●适用于绷带开始与结束时固定带端
	(2)将绷带末端毛边反折,再用胶布或安全别针固定;或将带尾中间剪开分成两头,避开伤区打结固定;以下所有包扎均可采用这两种方式固定	
	7.蛇形包扎法	●适用于从一处迅速延伸到另一处作简单固定,可用于敷料或夹板的固定
	(1)将绷带做环行缠绕两圈,以绷带宽度为间隔,斜行上绕互不遮盖	
	(2)将绷带再次环行缠绕两圈,固定方法同环行包扎法	
	8.螺旋形包扎法	●适用于包扎直径基本相同的部位,如上臂、手指、躯干、大腿等
	(1)将绷带环行缠绕两圈,稍微倾斜(<30°),螺旋向上缠绕	
	(2)每周遮盖上圈的1/3~1/2,将绷带再次环行缠绕两圈,固定	
	9.螺旋反折包扎法(折转法)	●适用于直径大小不等的部位,如前臂、小腿等

续表 3-22

项目名称	操作步骤	要点与说明
操作过程	（1）将绷带环行缠绕两圈，稍微倾斜（<30°），螺旋向上缠绕	
	（2）每圈均把绷带向下反折，遮盖其上周的 1/3～1/2，反折部位应相同，使之成一直线	●不可在伤口上或骨隆突处反折
	（3）将绷带再次环形缠绕两圈，固定	
	10.“8”字形包扎法	●适用于直径不一的部位或屈曲的关节，如肘、肩、髋、膝等
	（1）屈曲关节后在关节远心端环形包扎两圈	
	（2）右手将绷带从右下越过关节向左上绷扎，绕过后面，再从右上（近心端）越过关节向左下绷扎，如此反复，使其呈“8”字形，每周覆盖上圈 1/3～1/2	●包扎范围为关节上 10 cm、关节下 10 cm
	（3）环形包扎 2 周固定	
	11. 随时巡视老年人情况，观察老年人伤口出血情况、纱布渗血情况、老年人包扎处皮肤反应，并了解老年人有无其他不适	
	12. 协助老年人取舒适体位	●确保老年人舒适、安全
	13. 洗手、记录	●记录单上记录老年人姓名、包扎部位、包扎方法、时间、局部皮肤情况

续表 3-22

项目名称	操作步骤	要点与说明
终末评价	1. 操作有序、方法正确,达到预期目的	
	2. 老年人对所给予的解释和护理表示理解和满意	

任务五十二　骨折后的初步固定及搬运

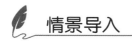

情景导入

情景描述:张爷爷,76 岁,由于路面潮湿不慎滑倒,摔倒时右侧手掌着地,右侧腕部剧痛难忍,自行站立起来后,呼叫护理人员。护理人员赶到现场问其摔伤情况,张爷爷意识清楚,神色焦虑,主诉右侧腕部剧痛难忍、肿胀,护理人员观察右侧腕部呈餐叉样畸形,腕部表面皮肤无擦伤和伤口,疑似腕部骨折,需包扎固定,其他无不适。

请思考:

1. 根据上述情景,需怎样给张爷爷进行处置?

2. 处置过程中需注意什么?

1. 目的

(1)防止骨折移位损伤血管、神经。

(2)减轻局部疼痛,利于消肿。

(3)临时固定,防止进一步损伤,方便安全搬运。

2. 评估老年人情况及观察要点

（1）评估老年人年龄、意识状态、摔伤经过。

（2）评估老年人骨折部位情况及有无其他不适。

3. 操作要点

（1）怀疑老年人骨折后，不可强制老年人进行各种活动。

（2）选择合适长度的固定夹板，固定松紧适宜。

（3）搬运时老年人四肢不可靠近担架边沿。

（4）平托搬运时穿戴颈托防止头颈左右旋转。

（5）固定期间密切观察局部的松紧情况，过松过紧都需要及时调整。

4. 指导要点

（1）告知老年人原地等待，不要随意活动。

（2）指导老年人患肢制动。

5. 注意事项

（1）固定夹板的长度与宽度要与骨折的肢体相适应，其长度必须超过骨折的上、下两个关节；固定时除骨折部位上、下两端外，还要固定上、下两个关节。

（2）如果夹板内侧没有内衬棉垫，则不可与皮肤直接接触，其间应垫棉花或其他物品，尤其在夹板两端、骨突出部位和悬空部位应加厚衬垫，防止受压或固定不妥。

（3）在处理开放性骨折时，不可把刺出的骨端送回伤口，以免造成感染。

（4）肢体骨折固定时，一定要将指（趾）端露出，以便随时观察末梢血液循环情况，如发现指（趾）端苍白、发冷、麻木、疼痛、浮肿或青紫，说明血运不良，应松开重新固定。

（5）胸腰椎损伤老年人适用硬板担架。

6.骨折后的初步固定及搬运操作规程

表3-23　骨折后的初步固定及搬运操作规程

项目名称	操作步骤	要点与说明
操作准备	1.护理人员准备：着装整洁、修剪指甲、去掉首饰，洗手、戴口罩	
	2.环境准备：环境整洁安静，通风良好	
	3.老年人准备：老年人理解配合，骨折肢体制动	
	4.物品准备：绷带数卷、三角巾、胶布、剪刀、内衬有棉垫的夹板（或木板、木棍等）数个、记录单、笔	
操作过程	1.护理人员发现老年人跌倒并出现骨折情况时，立即报告医务人员或家属，或拨打急救电话	
	2.协助老年人取舒适体位，根据骨折部位选取合适的固定方法	
	3.骨折后的初步固定方法	
	（1）颈椎骨折固定法：颈部两侧用枕头或者沙袋固定，颈后垫软枕，将头部用绷带临时固定	●最好在颈前、后分别放置一块固定材料或颈托固定

续表 3-23

项目名称	操作步骤	要点与说明
操作过程	（2）上肢前臂骨折固定法：两块夹板分别置于前臂掌侧和背侧，其长度超过肘关节至腕关节；如用一块则置于背侧，用绷带将两端固定，再用三角巾使肘关节屈曲 90°悬吊在胸前	●有棉衬垫的夹板可以直接用，没有棉衬垫的夹板需在皮肤上垫棉垫才可用
	（3）上肢肱骨骨折固定法：用长、短两块夹板，长夹板放于上臂的后外侧，短夹板置于前内侧；如用一块应置于外侧，随后在骨折部位上下端固定，再用三角巾将上肢悬吊，使肘关节屈曲 90°	
	（4）大腿骨折固定法：使老年人平躺，踝关节保持在背屈 90°位置。两块夹板分别置于下肢内、外侧或仅在下肢外侧放一块夹板，外侧夹板从腋下至足跟下 3 cm，内侧夹板从腹股沟至足跟下 3 cm，然后用绷带分段将夹板固定	
	（5）腿骨折固定法：用两块夹板分别置于下肢内、外侧，长度从足跟至大腿，用绷带分段扎牢	
	4. 骨折后的搬运方法	
	（1）担架搬运：多名护理人员分别托起老年人头颈部、胸部、腰部、臀部、大腿部、膝关节、小腿部等，共同抬起老年人转移到硬板担架上，老年人面朝上，头部向后，足部向前。向高处抬时（如过台阶、上坡时），前面的人要放低，后面的人要抬高，以使老年人保持水平状态。向低处抬时（下台阶、下坡时），则相反	●适用于胸、腰椎骨折老年人 ●随时观察老年人的变化 ●抬担架的人脚步行动要一致，前面的人开左脚，后面的人开右脚，平稳前进

续表 3-23

项目名称	操作步骤	要点与说明
操作过程	（2）轮椅搬运：①搬运上肢骨折老年人：将轮椅手刹刹住，护理人员在轮椅背后，用两手扶住座靠，嘱咐老年人扶着轮椅的扶手，身体置于椅座中部，靠后坐稳。②搬运单侧踝部骨折老年人：将轮椅放至床旁，并刹好手刹。扶老年人坐起，并移至床边，请老年人双手置于护理人员肩上，护理人员双手环抱老年人腰部，协助老年人下床。嘱咐老年人用其近轮椅侧之手，扶住轮椅外侧把手，转身坐入轮椅中或由护理人员环抱老年人，协助老年人坐入轮椅中	●过程中嘱咐老年人抬起患侧肢体，切勿患侧肢体用力 ●下坡减速，退着行驶 ●过门槛时，前轮翘起，避免过大震动
	5. 整理用物，洗手、记录	记录老年人姓名、骨折部位、固定时间、搬运时间及方法
终末评价	1. 操作规范、安全，达到预期目标	
	2. 老年人对给予的解释及护理表示理解和满意	

任务五十三　烫伤的紧急处理

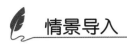 情景导入

　　情景描述:李爷爷,87岁,患阿尔茨海默病5年,住在某老年医疗中心的认知症病区。午餐时间,老人准备自行用微波炉加热食物,护理人员告诉李爷爷用微波炉加热食物有发生烫伤的危险,同时接过老人手里的饭盒放入微波炉中加热,并告诉李爷爷加热后会帮他送到房间。可就在护理人员为另一老人发放餐前药时,突然听到李爷爷在备餐间呼叫,同时听到饭盒摔在地上的声音。护理人员急忙跑去查看,发现李爷爷站在备餐间不知所措,甩着右手、跺着右脚,看到护理人员跑进来,带着哭腔解释:"我不知道饭盒这么烫。"护理人员边安慰李爷爷边检查他的手脚,发现其右手和右脚被烫伤,立即进行紧急处理。

　　请思考:

　　1.如何给老年人进行烫伤处理?

　　2.烫伤处理时应注意什么?

1.目的

及时处理烫伤,以免继发损伤。

2.评估老年人情况及观察要点

(1)评估老年人的精神状态、自理能力、合作程度。

(2)评估老年人的烫伤状况:烫伤部位、面积、程度。

3. 操作要点

（1）老年人烫伤后应立即脱离热源。

（2）立即使用流动冷水冲洗烫伤部位。

4. 指导要点

（1）告知老年人配合要点。

（2）指导老年人烫伤预防措施，避免事件重复发生。

5. 注意事项

（1）穿着衣服或者鞋袜部位被烫伤，切勿急忙脱去被烫部位衣物或鞋袜，应用冷水直接浇到伤处周围再脱去。

（2）"冷却治疗"应在烫伤后立即进行，浸泡时间越早、水温越低、效果越好。

（3）冬天需注意身体其他部位保暖。

6. 烫伤的紧急处理操作规程

表 3-24　烫伤的紧急处理操作规程

项目名称	操作步骤	要点与说明
操作准备	1. 护理人员准备：着装整洁、修剪指甲、去掉首饰，洗手、戴口罩	
	2. 环境准备：关闭门窗或屏风遮挡、室内温湿度适宜	
	3. 老年人准备：离开危险环境，取舒适体位。护理人员判断烫伤部位和程度，安抚老年人，稳定情绪	
	4. 物品准备：剪刀、纱布、绷带、含碘消毒液	

续表 3-24

项目名称	操作步骤	要点与说明
操作过程	1. 根据老年人烫伤程度采取不同处理方式	● 迅速脱离热源
	2. Ⅰ度烫伤的紧急处理——浸水涂药	
	（1）立即将伤处在凉水中进行"冷却治疗"，如有冰块，把冰块敷于伤处效果更佳，"冷敷">30 min	● "冷却治疗"有降温、减轻余热损伤、减轻肿胀、止痛等作用
	（2）若烫伤部位不是手或足，不能将伤处浸泡在冷水中"冷却治疗"时，则可将受伤部位用毛巾包好，再在毛巾上浇水，或用冰块敷效果更佳	
	（3）随后用烫伤膏涂于烫伤部位，3～5天便可自愈	● 切勿使用酱油、牙膏、肥皂等"民间土方"涂抹伤处，以免贻误病情甚至导致感染等不良后果
	3. Ⅱ度烫伤的紧急处理——泡、脱、盖、送	
	（1）泡：用凉水低压冲洗或浸泡 30 min，进行"冷却治疗"	
	（2）脱：冲洗降温后，脱下烫伤处的衣物，脱衣过程必须谨慎，严防加大创面	● 必要时可以剪掉伤处的衣物
	（3）盖：用干净的布或衣服、毛巾等盖住伤处，保护水疱，防止感染	
	（4）送：经上述处理后，立即送往医院就医	

续表 3-24

项目名称	操作步骤	要点与说明
操作过程	（5）若伤处水疱已破，不可浸泡，以防感染。可用无菌纱布或干净手帕包裹冰块，冷敷伤处周围，立即就医	●口诀：降温止痛防感染，保护水疱送医院
	4. Ⅲ度烫伤的紧急处理	
	（1）立即用清洁的被单或衣服简单包扎，避免污染和再次损伤	●创面不要涂擦药物，保持清洁，立即报告，迅速就医
	（2）如发现老年人面色苍白、神志不清甚至昏迷，应及时拨打"120"急救电话	
	5. 整理用物，洗手、记录	记录老年人烫伤的原因、伤处的面积、程度及处理要点
终末评价	1. 操作有序、方法正确	
	2. 注意保护老年人隐私、注意保暖	
	3. 关心老年人、动作轻柔、时刻注意观察老年人的反应，做好沟通	

任务五十四　吸氧法

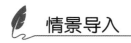
情景导入

情景描述：张宝强，男，76岁，原有慢性阻塞性肺疾病，今晨起，突发呼吸困难、胸闷、咳嗽，使用便携式血氧夹测得血氧饱和度89%，准备为该老年人进行吸氧操作。

请思考：

1. 如何为老年人进行吸氧？

2. 吸氧过程中应该注意什么？

1. 目的

（1）纠正各种原因造成的缺氧状态。

（2）促进组织的新陈代谢，维持机体生命活动。

2. 评估老年人情况及观察要点

（1）评估老年人的病情、意识、既往史、治疗情况、用药情况及合作程度。

（2）向老年人解释吸氧的目的、方法、注意事项及配合要点。

3. 操作要点

（1）吸氧时先调节好氧流量再应用；停用氧气时先拔出导管，再关闭各个开关。

（2）严守操作规范，注意用氧安全，做好四防（防火、防震、防油、防热）。

4. 指导要点

(1)告知老年人吸氧目的、方法和配合要点。

(2)告知老年人氧气装置使用时的注意事项。

5. 注意事项

(1)用氧前检查氧气装置有无漏气,是否通畅。

(2)严格遵守操作流程,切实做好防火、防油、防热、防震,注意用氧安全。

(3)用氧过程中加强监测。

(4)对未用完或已用尽的氧气筒分别悬挂"满"或"空"的标志。

6. 吸氧法操作流程

表 3-25　吸氧法操作流程

项目名称	操作步骤	要点与说明
操作准备	1. 护理人员准备:着装整洁、修剪指甲、去掉首饰,洗手、戴口罩	
	2. 环境准备:关闭门窗或屏风遮挡、室内温湿度适宜,房内距离氧气筒摆放位置 5 m 内无明火,1 m 内无暖气	
	3. 老年人准备:老年人理解和配合	●耐心解释,取得配合
	4. 用物准备:氧气筒、氧气吸入装置 1 套,流量表及湿化瓶各 1 个,鼻导管 1 根,弯盘 1 个,小药杯(内盛冷开水),纱布,棉签 1 包,记录单,笔,手消毒液,别针 1 个	●湿化瓶内装无菌灭菌蒸馏水或冷开水,液量为湿化瓶容量的 1/2

续表 3-25

项目名称	操作步骤	要点与说明
操作过程	1. 携所有用物至老年人房间	
	2. 再次核对老年人房号、姓名,协助老年人取舒适体位	●确认身份
	3. 清洁检查:用湿棉签清洁双侧鼻腔并检查	●观察鼻腔情况,检查鼻腔有无分泌物堵塞及异常
	4. 正确连接安装氧气压力表、湿化瓶,并检查全套装置有无漏气	
	5. 打开吸氧管包装,连接导管,将鼻导管与湿化瓶出口相连接	
	6. 遵医嘱旋转流量按钮,调节至合适流量,将吸氧管鼻端贴近护理人员面部,感受到气流说明管路通畅;或将鼻导管放入装有灭菌蒸馏水的小药杯中,有气泡冒出说明氧气管路通畅	●根据病情调节流量
	7. 将鼻导管插入老年人鼻腔,并绕过老年人双耳至下颌锁住,或至头顶锁住固定	●松紧适宜,防止因导管太紧引起皮肤受损
	8. 用别针将导管固定在老年人衣领上	
	9. 记录观察:观察老年人缺氧反应、氧气装置有无漏气和是否通畅、有无不良反应;记录给氧时间、氧流量、老年人反应,有异常时及时处理	●告知老年人勿随意调节氧流量,注意用氧安全 ●嘱老年人及家属在房内注意用氧安全

续表 3-25

项目名称	操作步骤	要点与说明
操作过程	10. 在老年人缺氧症状改善后,即呼吸平稳、发绀减退、脸色红润时,遵医嘱停止氧气吸入	●先取下鼻导管再关闭流量阀
	11. 关闭氧气筒总开关,放尽余气后再关闭氧流量表调节阀	●防止操作不当、关错开关、气流过大引起组织损伤
终末评价	1. 老年人能配合操作并了解安全用氧的相关知识,缺氧症状得到改善,无呼吸道损伤及其他意外发生	
	2. 护理人员能安全用氧,操作熟练、迅速,手法正确,程序规范	
	3. 与老年人有效沟通,取得其积极配合	

任务五十五　吸痰法

情景导入

情景描述:刘爷爷,86 岁,年老体弱,慢性咳嗽、咳痰 20 余年,3 天前因受凉感冒后咳嗽、咳痰加重,意识尚清楚,口唇轻度发绀,听诊老人呼吸道内有大量分泌物无法咳出,且痰液黏稠,遵医嘱为刘爷爷进行吸痰。

请思考:

1. 如何为老年人进行吸痰操作?

2. 吸痰过程中应该注意什么?

1. 目的

（1）清除呼吸道分泌物，保持呼吸道通畅。

（2）预防吸入性肺炎、肺不张、窒息等并发症。

2. 评估老年人情况及观察要点

（1）评估老年人的病情、意识、既往史、用药情况及合作程度。

（2）评估老年人呼吸道痰液情况、口腔黏膜情况。

（3）检查老年人鼻腔、口腔、咽部黏膜无溃疡无破损，口腔有无义齿。

3. 操作要点

（1）动作轻柔，防止出现呼吸道黏膜损伤。

（2）选择粗细合适的吸痰管。

（3）每次吸痰时间<15 s，以免造成缺氧。

4. 指导要点

（1）向老年人解释吸痰的目的、方法。

（2）告知老年人吸痰的注意事项及配合要点

5. 注意事项

（1）吸痰前检查吸引器性能是否良好，安装连接是否正确。

（2）严格执行无菌操作，防止吸痰管污染。

（3）吸痰过程中严密观察老年人生命体征。

（4）痰液黏稠时，可配合叩击、雾化吸入等方法，提高吸痰效果。

6. 吸痰法操作流程

表 3-26　吸痰法操作流程

项目名称	操作步骤	要点与说明
操作准备	1. 护理人员准备:着装整洁、修剪指甲、去掉首饰,洗手、戴口罩	
	2. 环境准备:环境整洁安静,温湿度适宜,通风良好	
	3. 老年人准备:对操作有一定的了解,理解与配合	
	4. 物品准备:一次性吸痰管、一次性手套、有盖敷料缸内盛有生理盐水、无菌治疗碗内盛无菌纱布和无菌止血钳、消毒液挂瓶、手电筒、听诊器、治疗巾、弯盘、电动吸引器、洗手液,必要时备压舌板、张口器、舌钳	
操作过程	1. 携所有用物至老年人房间,护理人员与老年人做好沟通,取得配合	●耐心解释,取得配合
	2. 再次核对老年人房号、姓名,协助老年人取舒适体位,给老年人高流量吸氧 3~5 min	●确认身份
	3. 连接电动吸引器负压瓶与橡胶管,接通电源,打开开关,检查连接是否正确、通畅有无漏气	
	4. 正确调节负压	●成人 40~53.3 kPa
	5. 协助老年人将枕头往下移,垫在肩枕处。头偏向护理人员略后仰;老年人颌下铺巾,放置弯盘	

续表 3-26

项目名称	操作步骤	要点与说明
操作过程	6. 打开吸引器开关,打开无菌敷料缸的盖子,戴手套	
	7. 撕开吸痰管包装一侧,仅取出吸痰管接口端连接好电动吸引器的吸引管接头	
	8. 将吸痰管包装褪到包住吸痰管末端 1/3 时,一手戴一次性手套完全取出吸痰管,在无菌敷料缸内试吸无菌生理盐水,湿润及检查吸痰管是否通畅	
	9. 关闭吸痰管上的开关并将吸痰管反折,在无负压的情况下吸痰管经鼻腔插入 20~25 cm 至气管	●插管时不可有负压,避免损伤呼吸道黏膜
	10. 打开吸痰管反折处,在有负压的情况下将吸痰管左右旋转,向上提拉,依次吸净气道内、咽喉内痰液;更换吸痰管,按照上述方法吸净口腔、鼻腔内痰液及分泌物,并抽吸生理盐水冲洗吸痰管	●同一部位一次吸痰时间不超过 15 s ●吸痰同时注意观察老年人反应
	11. 随时观察老年人反应,如面色、呼吸等;观察吸出痰液的颜色、性质及量	●动态评估老年人
	12. 吸痰完毕,给老年人高流量吸氧 3~5 min,抽吸生理盐水冲净管道内痰液	
	13. 分离吸痰管,将吸痰管丢入医疗垃圾桶内	
	14. 将吸引管接口端插入消毒液挂瓶内	

续表 3-26

项目名称	操作步骤	要点与说明
操作过程	15. 取纱布擦净老年人口鼻,撤去治疗巾、弯盘,脱下手套,关闭电源开关,检查老年人鼻腔黏膜情况	
	16. 消毒双手、取下口罩,查看吸出痰的量和性状,协助老年人取舒适卧位,整理床单位;做好有效咳嗽、叩击拍背等通畅呼吸道的健康教育	
终末评价	1. 老年人能有效配合,呼吸道痰液及时吸出、气道通畅	
	2. 老年人呼吸功能改善,呼吸道黏膜未发生机械性损伤	
	3. 护理人员操作熟练、迅速、手法正确	
	4. 护理人员与老年人有效沟通	

(陈梦霞　任梦园　豆银霞)

第五节　老年人康复护理技术

任务五十六　体位与转移的护理

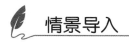　情景导入

情景描述:李爷爷,75岁,拟诊断为"脑出血恢复期"入院治疗,右侧肢体仍乏力,不能完成持筷、扣纽扣等动作,独站不稳,辅助下可进行卧坐转移、坐站转移及站立,行走不能。为了保持日常活动,增强自信心,现需给李爷爷进行体位转移,需要教会李爷爷床上翻身、由卧位到床边坐位、轮椅转移。

请思考:

1. 如何给老年人进行体位转移?

2. 体位转移时应该注意什么?

1. 目的

(1)教会老年人床上翻身、由卧位到床边坐位、轮椅转移方法。

(2)防止老年人出现异常运动模式。

2. 评估老年人情况及观察要点

(1)评估老年人的精神状态、自理能力、合作程度等。

(2)评估老年人的肢体活动度、肌力、运动能力等。

(3)观察老年人是否能够独立坐。

3. 操作要点

（1）进行不同体位转移时需要按照正确的顺序。

（2）动作不可粗鲁,防止在未知情况下造成老年人一侧肢体损伤。

（3）轮椅转移时注意轮椅的位置。

4. 指导要点

（1）告知老年人体位转移的目的、方法和配合要点。

（2）告知老年人各项转移时应当采取的体位。

（3）告知老年人正确的体位转移能够促进功能恢复、预防并发症、提高自理能力,使损害降到最低。

5. 注意事项

（1）护理人员进行体位转移前应修剪指甲,避免划伤老年人。

（2）体位转移前检查轮椅性能。

（3）转移时避免暴力拉扯老年人一侧肢体。

（4）护理人员应根据老年人病程分期,指导、协助及监督老年人摆放正确的体位和正确的转移方法,有效抑制和减轻异常姿势的形成。

6. 体位与转移的护理操作规程

表 3-27　体位与转移的护理操作规程

项目名称	操作步骤	要点与说明
操作准备	1. 护理人员准备:仪表端庄、服装整洁,无长指甲,接触老年人前正确洗手、戴口罩	●防止划伤老年人
	2. 环境准备:室内温湿度适宜	

续表 3-27

项目名称	操作步骤	要点与说明
操作准备	3. 老年人准备:告知老年人操作的目的、步骤,配合操作的方法,如有不适,及时告诉护理人员	
	4. 物品准备:轮椅、手消液、楔形垫、软枕	
操作过程	1. 床上翻身	
	(1)指导老年人主动向左侧翻身:仰卧位,双手交叉相握,左手拇指置于右手拇指上方,左腿插入右腿下方,双上肢伸直举向上方做水平惯性摆动,当双上肢摆至左侧时,左腿勾住右腿顺势翻向左侧	●耐心解释,取得配合
	(2)指导老年人主动向右侧翻身:仰卧位,双手交叉相握,右手拇指置于左手拇指上方,左侧下肢屈曲置于床上,双上肢伸直举向上方做水平惯性摆动,当双上肢摆至右侧时,左侧下肢用力蹬床,顺势翻向右侧	●动作完成后应进行姿势调整,注意良肢体位摆放
	2. 卧位到床边坐位	
	(1)指导老年人独立从右侧坐起:右侧卧位,左腿插到右腿下方,将右腿勾置于床缘下,利用左侧上肢横过胸前置于床面上支撑的同时,头、颈和躯干向上方侧屈,使躯干直立、坐正	●床前进行保护,使老年人充满安全感
	(2)指导老年人独立从左侧坐起:左侧卧位,左腿插到右腿下方,将右腿勾置于床缘下,利用左侧上肢支撑自己的体重,头、颈和躯干向上方侧屈,使躯干直立、坐正	

续表 3-27

项目名称	操作步骤	要点与说明
操作过程	(3)指导老年人辅助坐起:侧卧位,两膝屈曲。协助其将双腿放于床边,然后一手托住位于下方的腋下或肩部,另一手按着老年人位于上方的骨盆或两膝后方,命令老年人向上侧屈头部的同时,以骨盆为枢纽使其转移成坐位	●姿势调整时关注老年人状态
	3. 轮椅转移	
	(1)指导老年人从床到轮椅的转移:老年人坐于床缘,轮椅置于老年人健侧,与床呈 30°~45°夹角,制动	●确保老年人的安全
	(2)指导或帮助老年人抬起脚踏板。患足位于健足稍后方,健手支撑于轮椅远侧扶手,老年人向前倾斜躯干,抬起臀部,以健侧下肢为支点旋转身体,直至背靠轮椅	
	(3)叮嘱老年人调整姿势	
	(4)指导老年人从轮椅到床的转移:轮椅斜向床边,以健侧临近床缘,制动	
	(5)指导或帮助老年人抬起脚踏板。健手支撑站起,再用健手扶床,边转身边坐下	
	(6)叮嘱老年人调整姿势	●注意患侧上肢良肢体位摆放
	4. 整理物品,洗手	●减少致病菌传播

续表 3-27

项目名称	操作步骤	要点与说明
终末评价	1. 操作有序、方法正确	
	2. 注意保护老年人患侧肢体,加强对老年人的保护,使老年人充满安全感	
	3. 关心老年人、动作轻柔、体位转移时注意观察老年人的反应,做好沟通,使老年人身心愉悦	

任务五十七 步行训练

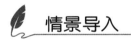 情景导入

情景描述:孙爷爷,63 岁,由于脑梗死引起右侧肢体乏力,偏瘫步态明显。双腿可自己站稳,右腿单腿站立不稳,借助拐杖可独立行走。为了增加孙爷爷独立行走的安全性,现需给孙爷爷进行步行功能训练,改善孙爷爷的步行功能。

请思考:

1. 如何给老年人进行步行功能训练?

2. 步行功能训练时应注意哪些?

1. 目的

(1)在护理人员的指导下,老年人能完成步行功能训练。

(2)指导老年人及家属能够正确进行步行功能训练,纠正异常步态。

2.评估老年人情况及观察要点

（1）评估老年人的精神状态、自理能力、合作程度等。

（2）评估老年人的肢体活动度、肌力、运动能力等。

3.操作要点

（1）老年人鞋子是否舒适。

（2）遵循循序渐进的原则,训练由易到难。

（3）训练中应鼓励老年人自己完成,给予最低限度的辅助支持,以免影响后期训练进程。

4.指导要点

（1）告知老年人步行训练的目的、方法和配合要点。

（2）注意对老年人的保护,避免跌倒。

5.注意事项

（1）注意老年人状态,实时监控老年人血压。

（2）施加外力时注意力量,不能超过老年人可调节的力量。

（3）如果老年人步行不稳,站立平衡功能障碍者在进行步行训练时,要注意对老年人进行保护,防止跌倒和继发性损伤。

6.步行训练操作规程

表 3-28　步行训练操作规程

项目名称	操作步骤	要点与说明
操作准备	1.护理人员准备:仪表端庄、服装整洁,无长指甲,接触老年人前正确洗手、戴口罩	
	2.环境准备:清洁、安静、光线充足、温湿度适宜	

续表 3-28

项目名称	操作步骤	要点与说明
操作 准备	3. 老年人准备:告知老年人操作的目的、步骤,配合操作的方法,如有不适,及时告诉护理人员	
	4. 物品准备:助行器、腋杖、手杖、轮椅、腕式血压计功率车、平行杠、障碍物、阶梯等	●不同训练时根据老年人情况选用相应的辅助器具
操作 过程	1. 步行前准备:在步行训练前,先训练双腿交替前后迈步和重心的转移。首先进行扶持步行或平行杠内步行,再进行老年人独立徒手步行。但也有部分老年人不必经过平行杠内步行训练期,可直接进行监视下或少许扶持下步行训练	●耐心解释,取得配合
	2. 重心左右转移	
	(1)老年人双足分开,与肩同宽,两眼平视前方,自然站于镜前	●重心保持在中轴水平,防止出现脊柱侧弯和足跟离地
	(2)护理人员站在老年人身后,双手扶于老年人两髋上,帮助老年人左右转移重心,先向健侧,后向患侧	
	3. 重心前后转移	
	(1)老年人患足在前,健足在后,两眼平视前方,自然站于镜前	●防止膝关节过伸、身体前后摆动

续表 3-28

项目名称	操作步骤	要点与说明
操作过程	（2）护理人员站在老年人身后，一手扶在患侧髋部，一手扶在患侧肩部，帮助老年人前后转移重心	
	4.低迈步训练	
	（1）老年人双足平行，两眼平视前方，自然站于镜前	
	（2）护理人员蹲于老年人的患侧，一手扶在患侧髋部，一手扶在患侧足的足尖，助力帮助老年人向前迈步	●保持躯干正直，向前迈步时，护理人员一手要控制髋部，防止老年人过度提髋，一手要控制足尖，防止足尖先着地
	5.健侧支撑迈步	
	（1）老年人健足在前，患足在后，两眼平视前方，自然站于镜前	
	（2）护理人员站在老年人身后，双手扶于老年人两髋上，让老年人做前后迈步	●老年人上身要保持正直，控制好老年人的髋部，避免过度提髋，身体过度侧倾
	6.患侧支撑迈步	
	（1）老年人患足在前，健足在后，两眼平视前方，自然站于镜前	
	（2）护理人员站在老年人身后，双手扶于老年人两髋上，让老年人做前后迈步	●老年人上身要保持正直，并避免膝关节突然过伸

续表 3-28

项目名称	操作步骤	要点与说明
操作过程	7.后方扶持步行训练:在规范的步态训练区域,护理人员站在老年人身后,双手扶住老年人的髋部,让其向前连续迈步	●步幅要均等,不要忽大忽小,避免划圈步态和低头步行
	8.侧方扶持步行训练:对于上肢肌张力较高的老年人可采用侧方扶持步行训练,即护理人员站在其患侧,一手抵住其肩部,一手控制其患手,使其患侧上肢处于伸肘、伸腕、伸指位,让其向前连续迈步	
	9.扶持步行	
	(1)护理人员站在老年人患侧,护理人员一手握住患手,另一手从患侧腋下穿出置于胸前,与老年人一起缓慢向前步行	
	(2)训练时要正确指导老年人按照步行动作行走,或平行杠内行走	
	(3)当老年人稳定性差,平衡功能差时可选择扶持四脚杖进行步行,可避免老年人出现危险	
	(4)扶持四脚杖进行步行稳定良好时,老年人的平衡功能较之前有所提高后,可扶持三脚杖进行步行	
	(5)扶持三脚杖步行稳定后可开始扶持单脚杖进行步行	

续表 3-28

项目名称	操作步骤	要点与说明
操作过程	（6）当老年人无平衡功能障碍，可进行徒手步行	
	10. 改善步态训练	
	（1）应针对性地进行膝关节控制训练，重心转移、平衡训练等	
	（2）指导老年人走直线，绕圈走，转换方向，跨越障碍，各种速度和节律地步行以及训练步行耐力，增加下肢力量（加上斜坡），训练步行稳定性（如在窄步道上步行）和协调性（如踏功率车）	
	11. 上下楼梯训练	
	（1）护理人员站在患侧后方，一手协助控制膝关节，另一手扶持健侧腰部，帮助将重心转移至患侧，健足先登上一层台阶	● 上楼梯训练的原则是健腿先上
	（2）待健侧下肢支撑稳定后，重心充分前移	
	（3）护理人员一手固定老年人腰部，另一手协助患足抬起，髋关节屈曲，将患足置于高一层台阶。如此反复练习，逐渐减少帮助，最终达到独立完成上楼的目的	

续表 3-28

项目名称	操作步骤	要点与说明
操作过程	（4）老年人在训练楼梯上站立,健手抓握楼梯扶手,护理人员立于老年人患侧方,右手固定控制住老年人患侧膝关节防止突然屈曲,左手控制老年人健侧躯干,使老年人身体重心向健侧转移	●下楼梯训练的原则是患腿先下
	（5）护理人员右手从老年人患侧膝关节上方转移至内侧方,用手指勾住并辅助老年人患侧下肢屈髋、屈膝,将患侧下肢向下迈一层楼梯,并全足底稳定踩地	●下楼梯训练的原则是患腿先下
	12. 整理用物,洗手	●减少致病菌传播
终末评价	1. 操作有序、方法正确	
	2. 注意保护老年人安全	
	3. 关心老年人状态,注意观察老年人的反应,做好沟通,使老年人身心愉悦	

任务五十八　助行器的使用

情景导入

情景描述:张奶奶,68 岁,3 年前由于脑出血引起左侧肢体偏瘫,目前左上肢肌力恢复至 5 级,左下肢肌力恢复至 3 级,现由护理人员负责照护。为了日常生活便利,促进下肢肌力增加,现需教会张奶奶使用手杖,由于张奶奶年纪较大,护理人员需细心帮助张奶奶正确使用。

请思考：

1.如何帮助老年人正确使用手杖？

2.手杖使用时应注意什么？

1. 目的

(1)促进生活便利,增强下肢肌力。

(2)减轻下肢负重,保持身体平衡。

2. 评估老年人情况及观察要点

(1)评估老年人的身高、体重、年龄和全身情况,以及疾病的诊断、病情程度和进展情况等。

(2)观察老年人的生活环境、生活方式等。

(3)评估老年人的平衡能力、下肢承重能力、下肢肌力、步态和步行功能、上肢肌力和手的握力与抓握方式等方面。

3. 操作要点

(1)老年人的腕和手必须能支持体重。

(2)优先选择多足手杖进行使用,最好在室内使用。

4. 指导要点

(1)手杖行走时不能看着地面,应目视前方,要鼓励其用正常的步态(足跟先着地及足趾蹬地)。

(2)告知老年人腕部长期受压,容易形成压疮,日常要多进行手部活动。

5.注意事项

（1）注意多足手杖行走在不平稳的地面时容易造成摇晃现象，最好在室内使用。

（2）重视躯干肌的训练及坐位、站位平衡的训练，避免意外发生。

（3）手杖在走路时不要太靠近老年人，以免在利用它负重时靠在杖上保持平衡；也不要离得太远，以免手杖着地负重时向内倾倒。

6.助行器的使用操作规程

表 3-29　助行器的使用操作规程

项目名称	操作步骤	要点与说明
操作准备	1.护理人员准备:仪表端庄、服装整洁,无长指甲,接触老年人前正确洗手、戴口罩	
	2.环境准备:地面平稳,场地宽阔,周边无锋利、锐角等物品	
	3.老年人准备:衣着舒适、宽松	
	4.物品准备:多足手杖、休息椅	
操作过程	1.护理人员与老年人做好沟通,取得配合	●耐心解释,取得配合
	2.目视前方,足跟先着地及足趾蹬地	
	3.四足手杖把手的开口侧应向后,手杖的四足在地面上应靠近老年人的身旁	
	4.三点步行:使用手杖时先伸出手杖,再迈出患侧足,最后迈健侧足的步行方式	●此步行方式稳定性较好

续表 3-29

项目名称	操作步骤	要点与说明
操作过程	5.两点步行:伸出手杖和患足并支撑体重,再迈出健足,手杖与患足作为一点,健侧足作为一点,交替支撑体重的步行方式	●此步行方式速度快,有较好的使用价值。当老年人具有一定的平衡功能或较好掌握了三点步行方法后,可行两点步行训练
	6.上楼梯的方法:开始时健手扶楼梯扶手,手杖放患侧下肢;健手先向前向上移动;健侧下肢迈下一级楼梯;将手杖上移;最后迈上患侧下肢	●手部需要足够有力
	7.下楼梯的方法:健手先向前向下移动;手杖下移;患侧下肢下移;健侧下肢下移	●手部需要足够有力
终末评价	1.操作有序、方法正确	
	2.注意保护老年人安全	
	3.随时给老人身旁放置休息椅,以便体力不支时能第一时间获得休息	

任务五十九　治疗性作业活动

 情景导入

　　情景描述:林阿姨,62 岁,3 年前由于脑梗造成左侧肢体偏瘫,左侧上肢能拿近处较轻的圆柱或球状物品,不能单独完成清洁活动。为了保持个人卫生和进行独立性日常生活,现需帮助林阿姨进行上肢活动训练。

　　请思考:

　　1.治疗性作业活动是指什么?

　　2.老年人适合什么样的治疗性作业活动?

　　3.进行治疗性作业活动时应注意什么?

　　1. 目的

　　(1)维持和提高老年人的功能,预防功能障碍或残疾的加重。

　　(2)使老年人获得或提高独立生活能力,提高生活质量。

　　2. 评估老年人情况及观察要点

　　(1)评估老年人的精神状态、自理能力、合作程度等。

　　(2)评估老年人的肢体活动范围、肌力、运动能力等。

　　3. 操作要点

　　(1)治疗性作业活动要具有趣味性。

　　(2)训练过程要关注老年人心理状态,多鼓励老年人,增强老年人自信心。

　　(3)可以进行一些有目的和有针对性的集体作业活动,改善老年人的社会交往能力和人际关系,促进老年人重返社会。

（4）有针对性选择与老年人职业有关的作业活动，可提高老年人劳动技能，增强老年人再就业能力。

4. 指导要点

（1）告知老年人治疗性作业活动的目的、方法和配合要点。

（2）告知老年人各项作业活动时应当保持积极的心态。

（3）告知老年人如果身体出现不适及时与护理人员沟通。

5. 注意事项

（1）治疗性作业活动分析设计时要考虑老年人个人的生活习惯及所处的环境条件。

（2）在完成治疗性作业活动时要考虑作业活动与老年人的作业角色是否匹配。

6. 治疗性作业活动操作规程

表 3-30　治疗性作业活动操作规程

项目名称	操作步骤	要点与说明
操作准备	1. 护理人员准备：仪表端庄、服装整洁，无长指甲，接触老年人前正确洗手、必要时戴口罩	
	2. 环境准备：整洁、安静、光线充足、温湿度适宜	
	3. 老年人准备：放松自然状态	
	4. 物品准备：各种乐器（如钢琴、手风琴、电子琴、口琴、小提琴、吉他、笛子、手鼓、架子鼓、二胡等）；花盆、铁锹、耙子、花剪、花铲、水桶、喷壶、喷雾器、浸种容器、手套、塑料薄膜、营养土、园林植物、草花种子、肥料、农药等；象棋、跳棋、麻将等	●以音乐、园艺、益智类游戏为例，根据老年人兴趣爱好和现有功能，选择相应的作业性活动

续表 3-30

项目名称	操作步骤	要点与说明
操作过程	1. 音乐作业	
	（1）音乐欣赏：老年人选用自己舒适的体位，护理人员利用简单视听器材（如录音机、电脑、电视机、磁带等）进行训练，给老年人播放节奏明快或者舒缓的乐曲	●节奏明快的乐曲可使情绪消沉的老年人精神兴奋；节奏舒缓的乐曲可使烦躁的老年人安静，并具有降低肌张力的作用
	（2）乐器演奏：老年人坐位，护理人员将手鼓放置于老年人前方，鼓架高度根据老年人舒适程度进行调整，让老年人按照护理人员的节拍用手在鼓面上敲击出相应的节奏	●各种乐器都可成为训练工具，吉他等弦乐器演奏可改善手的灵巧性和心理功能，敲打手鼓等击打乐器可改善手的灵活性和上肢 ROM，吹笛子等管乐器可提高呼吸功能和改善手的协调性
	（3）声乐歌唱：选用老年人较为舒适的体位，如坐位。护理人员播放老年人喜欢的音乐节奏，让老年人和家属一起唱出歌曲	●训练呼吸功能、增进人际间的交流，缓解情绪和放松精神、提高治疗积极性和生活的信心
	2. 园艺类作业活动	
	（1）花木欣赏：老年人选择舒适体位，选择无毒无害的花木，置于老年人周围，让老年人感受花木的颜色和清香，从而达到相应的治疗作用	●注意花木的选择，避免使用有害花草进行训练。尽量选用具有使人产生明快感、宁静感、净化空气、解郁、清热明目、安神助眠功效的花木，如丁香、艾草、菊花等

续表 3-30

项目名称	操作步骤	要点与说明
操作过程	(2)游园活动:采用老年人较为舒适的出行方式,如轮椅、步行等,到附近的花园、公园进行游玩并开展相关活动(如写生、摄影等)。从而改善老年人心理状态,强化运动功能,增加人际交往能力	●户外活动注意保暖,不平整的路面注意老年人状态,避免摔倒
	(3)花草播种育苗:护理人员将花卉种植工具准备齐全,指导老年人进行营养土的配比;辅助老年人将营养土移进花盆;示范种子消毒的步骤,让老年人根据护理人员的步骤进行操作,将种子置于花盆中并进行覆土后浇水。操作过程中老年人选用加粗手柄的种植工具,适用于功能欠佳的老年人	●部分工具较锋利,使用时注意避免造成人体伤害
	3.棋牌类游戏	
	(1)象棋:根据老年人舒适程度进行体位的调整,护理人员教会老年人象棋的规则,并选用改装过的棋盘和棋子进行作业活动,方便老年人进行抓握,用来改善思维能力和视扫描能力或转移注意力,也可起到放松心情,缓解紧张状态的作用	●注意时间的控制,避免时间过久影响休息
	(2)麻将:根据老年人舒适程度进行体位的调整,护理人员教会老年人麻将的规则,选用特制麻将,重量和粗糙程度适用于上肢和手功能欠佳的老年人,用于改善手和上肢的灵活性,促进感觉恢复,提高认知功能,改善心理状态	●轮椅坐位,老年人注意每 30～45 min 减压一次
	4.整理用物,洗手	●减少致病菌传播

续表 3-30

项目名称	操作步骤	要点与说明
终末评价	1. 操作有序、方法正确	
	2. 注意保护老年人安全	
	3. 关心老年人状态,注意观察老年人的反应,做好沟通,使老年人身心愉悦	

任务六十　认知障碍的康复护理

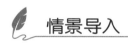 情景导入

情景描述:李爷爷,76 岁,半年前因车祸导致重型颅脑损伤。现身体健康,神志清楚,语言清晰,但不能说出亲戚朋友的名字和关系,不知自己身在何处,物品放在何处转身就忘,为了促进老年人认知功能的恢复,由护理人员负责照护。

请思考:

1. 老年人的主要护理问题是什么?

2. 针对认知功能障碍可做哪些评定?

1. 目的

(1)提高老年人记忆能力,促进老年人认知功能的恢复。

(2)最大程度恢复其生活自理能力。

2. 评估老年人情况及观察要点

（1）评估老年人的全身状况，有无伴随其他疾病，营养状况，以及有无因认知障碍导致的外伤或其他情况。

（2）观察老年人失去的功能：感知觉、记忆、思维障碍等。

（3）观察老年人现存的功能：身体情况、语言情况等。

（4）评估环境的清洁、整齐。

3. 操作要点

（1）老年人状态：放松自然。

（2）保持环境安静、无噪声。

（3）保持病室内合适的温湿度、光线及通风。

4. 指导要点

（1）告知老年人将通过几个问题来检查他的记忆力。

（2）向老年人清楚、缓慢地说出 3 个相互无关的物品名称。

（3）当护理人员说完所有的物品名称之后，要求老年人重复说出所有的物品名称。

5. 注意事项

（1）注意简化室内环境，室内物品摆放有序，突出老年人需要记住的物品，如钥匙、钱包放在室内显眼的地方。

（2）不轻易改变病房布置，以防老年人辨认困难。

（3）可在老年人的房门、床头、床头柜上贴上照片或图片，呼叫器用老年人熟悉的颜色，以便于老年人记忆。

6. 认知障碍的康复护理操作规程

表 3-31　认知障碍的康复护理操作规程

项目名称	操作步骤	要点与说明
操作准备	1. 护理人员准备：仪表端庄、服装整洁，无长指甲，接触老年人前正确洗手、必要时戴口罩	
	2. 环境准备：安静、无噪声；保持病室内合适的温湿度、光线及通风；保持室内及床铺的清洁、整齐	
	3. 老年人准备：放松自然状态	
	4. 物品准备：卡片、图纸、纸张、彩笔等	
操作过程	1. 护理人员与老年人做好沟通，取得配合	●耐心解释，取得配合
	2. 可让其制定时间活动表，用来提醒需要做的事情，也可使用闹钟或定时器来提醒，如服药时间、活动时间等	
	3. 应尽量使用单句、名词，语速要慢，并利用表情、身体的姿态、动作来强调护理人员的观点	
	4. 所使用的家用电器如电水壶、电厨具等有自动关闭功能	●把老年人视为有独立能力的个体，鼓励其完成力所能及的日常事务
	5. 可用重复老年人的口头语、以前说的话、提问近期发生的事情等方法来刺激老年人记忆功能的恢复	

续表 3-31

项目名称	操作步骤	要点与说明
操作过程	6. 为防止走失,应限制独自外出,为防止意外,可在其衣服上缝上编有老年人地址及电话号码的标志,或者穿戴 GPS 定位的手环,等等	●电话和其他通信设备放在老年人容易拿到的地方
	7. 对于认知障碍严重的老年人,必要时还要锁住病室内窗户,以免发生意外	
	8. 护理人员还可通过呼叫器、监控器、巡视等方法监测老年人的安全情况	
终末评价	1. 不要突然改变其生活习惯,应保持老年人心情稳定与平衡,尽量顺其自然,尊重原有生活习惯	
	2. 鼓励老年人,营造积极的生活氛围	
	3. 关心老年人,做好沟通,使老年人身心愉悦	

任务六十一 尿失禁老年人的康复护理

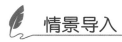 情景导入

情景描述:刘女士,67 岁,因子宫肌瘤手术后,次日早晨 7 时出现排尿困难,主诉:下腹部胀痛。视诊:耻骨上膨隆。触诊:囊样包块。叩诊:实音。

请思考:

1.该老人初步诊断为哪类排尿障碍?

2.请为老年人制定相应的护理措施。

1.目的

(1)恢复和改善老年人的膀胱功能,降低膀胱内压力,减少残余尿量。

(2)控制和消除泌尿系统并发症的产生,提高老年人的生活质量。

2.评估老年人情况及观察要点

(1)评估老年人的全身状况、心理和智能、合作程度。

(2)了解老年人的发病经过,观察排尿障碍特点:目前的排尿方式、排尿控制情况、有无尿意、排尿耗时、尿液的性状、尿量有无增多或减少、排尿的次数、是否有排尿异常、是否受意识支配以及排尿困难、排尿疼痛等。

(3)评估老年人的尿频、尿失禁、尿潴留情况。

3. 操作要点

（1）老年人体位：蹲姿或坐姿位。

（2）无菌操作、手法轻柔。

（3）保持卫生，做好皮肤护理。

4. 指导要点

（1）告知老年人排尿的目的、方法和配合要点。

（2）告知老年人采取舒适体位，事先应有计划地训练其床上排尿。

（3）稳定老年人的紧张情绪，并配合护理人员听从安排。

5. 注意事项

（1）注意不可造成老年人情绪过度紧张，告诉老年人只要注意病情观察，定期随访，病情是可以稳定且康复的。

（2）排尿过程中，提供隐蔽的排尿环境，使用屏风或围帘遮挡，并请无关人员回避。

6. 尿失禁老年人的康复护理操作规程

表 3-32　尿失禁老年人的康复护理操作规程

项目名称	操作步骤	要点与说明
操作准备	1.护理人员准备：仪表端庄、服装整洁，无长指甲，接触老年人前正确洗手、戴口罩	
	2.环境准备：关闭门窗或屏风遮挡、室内温湿度适宜	

续表 3-32

项目名称	操作步骤	要点与说明
操作准备	3. 老年人准备:告知老年人操作的目的、步骤,配合操作的方法,如有不适,及时告诉护理人员	
	4. 物品准备:导尿管、尿袋、碘伏棉球等	●按照无菌操作原则
操作过程	1. 应选择对尿路刺激小、型号适合的导尿管,保持导尿管的通畅,防止扭曲、受压或折叠	
	2. 注意观察集尿袋中尿液的性质、尿量、颜色及集尿袋的位置等	●老年人下床活动时注意集尿袋的高度不应超过耻骨联合水平,以免尿液逆流
	3. 应注意无菌操作,并用碘伏棉球对会阴部擦洗 2 次/天,防止泌尿系统感染	●保护床单位,不被污染
	4. 尽可能减少导尿管与集尿袋接口的拆卸次数,在尿液清亮和无尿路感染时,避免冲洗膀胱,集尿袋 3 天更换 1 次,以减少尿路感染机率	
	5. 病情允许的情况下,叮嘱老年人多喝水,尿量每日不少于 2500 mL,以增加尿液对尿路的冲洗作用,减少尿路感染、结石的发生率	
	6. 间歇开放引流和训练逼尿肌功能,每 2~3 h 开放 1 次,可预防膀胱萎缩	

续表 3-32

项目名称	操作步骤	要点与说明
操作过程	7. 定期更换导尿管,尿液 pH 值<6.8 者每 4 周更换尿管,pH 值>6.8 者每 2 周更换导尿管,以防止导尿管堵塞或与组织粘连	
终末评价	1. 操作有序、方法正确	
	2. 注意保护老年人隐私、注意保暖	
	3. 关心老年人、手法轻柔、注意观察老年人的反应,做好沟通,使老年人身心愉悦	

（赵宿睿　豆银霞　廖启明）

第六节　老年人中医护理技术

任务六十二　艾灸法

情景导入

情景描述:吴奶奶,73 岁,4 个月前因外感风寒,引起咳嗽,近两周逐渐加重,经诊为慢性支气管炎。三周前曾口服中成药,效果不佳。现咳嗽频作,痰稀色白,偶有胸闷,舌红苔薄白,脉浮。请护理人员根据吴奶奶情况完成艾灸治疗。

请思考:

1. 如何给老年人进行艾灸?

2. 艾灸时应注意什么?

1. 目的

（1）通过艾灸起到防病保健、温经散寒的作用，帮助老年人尽快康复。

（2）通过艾灸的保健作用，固护正气，健体强身，提高抵抗力，提升老年人的抗病能力。

2. 评估老年人情况及观察要点

（1）评估老年人的临床表现、既往史、精神状态、自理能力。

（2）观察老年人施灸部位的皮肤状况：皮肤有无破溃、伤口等。

（3）观察老年人对疼痛及热感的耐受程度、合作程度等。

（4）评估环境温湿度，室内宜安静舒适，避免对流风，必要时屏风遮挡。

3. 操作要点

（1）老年人体位：依据施灸部位，指导老年人选择合适体位，去除衣物，暴露施灸部位。

（2）动作轻稳、操作顺序正确。

（3）室温适中，暴露部位注意保暖。

（4）艾炷离施灸部位距离合适，并在施灸操作过程中注意随时调整，以老年人感觉温热为度。

4. 指导要点

（1）告知老年人艾灸的目的、方法和配合要点。

（2）艾灸前指导老年人采取合适体位，不可随意改变，避免燃烧的艾炷或艾灰掉落灼伤皮肤或燃毁衣物。

5. 注意事项

（1）老年人头面部、大血管分布等部位不宜选用灸法，尤其是直接灸法。

（2）在施灸过程中如果老年人感觉迟钝，护理人员可将食、中二指放在穴位两侧，通过护理人员的手指感受老年人皮肤的受热程度。

（3）选用瘢痕灸一定要掌握老年人的病史及健康状况，对于身体虚弱、有糖尿病、皮肤病的老年人忌用瘢痕灸法。因瘢痕灸结束后会形成灸疮，留下瘢痕，故在进行瘢痕灸前要与老年人进行沟通，使其了解瘢痕灸的施灸过程、操作方法和施灸后会出现的问题，征得其同意方可选用。

（4）老年人处在高热、过饱、过饥、大渴、大惊、大恐、大怒等情况下，慎用艾灸疗法。

（5）在施灸过程中如遇老年人晕灸，应立即停止艾灸，去枕平卧，头部放低，松解衣带，并注意保暖。轻者可饮温开水，休息片刻后可恢复。若未缓解，可用指掐急救穴，如水沟、合谷等，必要时配合现代急救措施。

（6）在老年人的艾灸过程中要注意观察，注意操作过程中尽量不要出现水疱。倘若灸后局部出现水疱，只要不擦破，可任其自然吸收。若水疱过大，可用消毒针从疱底刺破，放出水液后，再涂以碘伏。

（7）艾灸结束后，及时熄火，注意安全。

6. 艾灸法操作规程

表 3-33 艾灸法操作规程

项目名称	操作步骤	要点与说明
操作准备	1. 护理人员准备:仪表端庄、服装整洁,无长指甲,接触老年人前正确洗手、戴口罩	
	2. 环境准备:关闭门窗或屏风遮挡、室内温湿度适宜	
	3. 老年人准备:与老年人进行沟通,说明艾灸操作的时间,征得老年人同意	
	4. 物品准备:艾条、艾炷(或艾绒)、酒精灯、火柴、凡士林、棉签、镊子、弯盘、治疗盘、灭火瓶、手消液。间接艾灸时需备用食盐、姜片、蒜片等	
操作过程	1. 护理人员与老年人做好沟通,解释来访目的,征得老年人同意,并消除紧张情绪,取得配合后,方可实施操作	●耐心解释,取得配合
	2. 关闭门窗,调节室内温湿度,必要时屏风遮挡	●避免着凉
	3. 安置体位:协助老年人选择合适体位,充分暴露出施灸部位	●注意隐私保护
	4. 艾条灸	
	(1)温和灸:遵医嘱取穴,护理人员持艾条,将其一端点燃,对准施灸的穴位,约距皮肤 2~3 cm 进行操作,使老年人局部有温热感,但并不灼痛。一般每穴灸 5~10 min,以皮肤红晕为度	●应注意随时询问老年人的感受,以局部有温热感并无灼痛感为宜

续表 3-33

项目名称	操作步骤	要点与说明
操作过程	（2）雀啄灸：施灸时护理人员持艾条，艾条点燃的一端像鸟雀啄食一般，在施灸穴位处上下移动，反复进行操作	●对于感觉不灵敏的老人，要注意观察其皮肤情况，以皮肤红晕为度，并注意随时调整时间以及艾条与皮肤间的距离
	（3）回旋灸：施灸时护理人员持艾条，将艾条点燃的一端与老年人皮肤保持一定的距离，在施灸部位处向左右方向移动或旋转施灸，反复进行操作	●注意随时弹掉艾灰，避免掉落烫伤皮肤或毁坏衣物
	5. 艾炷灸	
	（1）直接灸：①无瘢痕灸：护理人员先将老年人施灸部位涂上少量凡士林，再放置艾炷，将上端点燃，待艾炷已燃 3/5 时，用镊子将艾炷夹去，换炷再灸。一般灸 3~7 壮。②瘢痕灸：护理人员在老年人施灸部位涂少量大蒜汁、葱汁，再放置艾炷，从艾炷上端点燃，待其燃尽，以湿纱布除去灰烬，复加艾炷再灸，一般灸 5~10 壮。施灸结束后应在穴位上贴敷消炎药膏，一般情况下一周可形成灸疮，灸疮在 5~6 周后愈合，留下瘢痕	●无瘢痕灸在皮肤上涂抹凡士林可增强黏附性 ●无瘢痕灸以艾灸部位皮肤充血、红晕为度 ●瘢痕灸涂抹大蒜汁或葱汁可增强其黏附性，亦可增加刺激性 ●实施瘢痕灸时如老年人感到疼痛，可用手在穴位周围轻轻拍打以减轻疼痛

续表 3-33

项目名称	操作步骤	要点与说明
操作过程	（2）间接灸：将间隔物品（隔姜、隔蒜、隔盐）切成或制备为厚薄适中的规格，生姜和蒜一般厚度在 0.2~0.3 cm，中间用针刺透数孔，放置在皮肤上，将艾炷置于间隔物品上，点燃艾炷进行治疗，艾炷燃尽后换炷再灸，一般 5~10 炷	●以老年人皮肤红晕不起疱为度
	6. 治疗结束，护理人员熄灭艾炷或艾条，投入灭火瓶。清洁老年人局部皮肤	
	7. 艾灸过程中随时询问老年人有无不适，并密切关注，以取得反馈	●若老年人出现头晕、胸闷、恶心、呕吐、面色苍白、四肢厥冷、呼吸急促等情况，应立即停止操作，报告医生
	8. 协助老年人取舒适卧位，整理床单位	●老年人舒适、床单位整洁
	9. 整理用物，洗手、记录	●减少致病菌传播 ●记录艾灸后老年人的情况
终末评价	1. 操作有序、方法正确	
	2. 保护老年人隐私、注意保暖	
	3. 关心老年人、动作轻柔、艾灸时注意观察老年人的反应，做好沟通，使老年人身心愉悦	

任务六十三　　拔罐法

情景导入

情景描述：赵奶奶,68岁,10天前因受凉,出现鼻塞、流清涕、喷嚏、咳嗽、头痛、肢节酸痛,曾服中西药效果不佳。检查见咽部充血,鼻流清涕,脉浮紧,苔薄白。诊断为感冒(风寒型)。请护理人员根据赵奶奶情况完成拔罐治疗。

请思考:

1. 如何给老年人进行拔罐?

2. 进行拔罐操作时应注意什么?

1. 目的

(1)祛除疾病,帮助老年人尽快康复。

(2)刺激穴位、经络,促进其血液循环,提高抗病能力。

2. 评估老年人情况及观察要点

(1)评估老年人的精神状态、自理能力、合作程度。

(2)观察老年人拔罐部位的皮肤状况:皮肤是否有过敏、水肿、溃疡、出血。

(3)评估环境温湿度,安静舒适,避免对流风,必要时屏风遮挡。

3. 操作要点

(1)老年人体位:依据拔罐部位,指导老年人选择合适体位,去除衣物,暴露施灸部位。

（2）动作轻稳、操作顺序正确。

（3）室温适中,暴露部位注意保暖。

4. 指导要点

（1）告知老年人拔罐的目的、方法和配合要点。

（2）拔罐前指导老年人采取合适体位,不可随意改变。

（3）若操作留罐法,要注意留罐时间一般在 10~15 min。若操作闪罐法或走罐法,不拘于时间限制,要注意观察,以皮肤潮红为度。

5. 注意事项

（1）拔罐前护理人员应根据老年人体型和所拔部位的面积大小,选择大小合适的火罐。

（2）检查老年人皮肤,除有过敏、水肿、溃疡、出血等情况,在大血管分布的地方、骨骼凸起或凹陷、毛发密集的部位也不宜拔罐。老年人出现高热惊厥时不宜拔罐。

（3）夏季使用留罐法时,应注意不可留罐过久,否则容易起疱,造成皮肤损伤。若火罐吸拔力度过强,也应适当缩短留罐时间。

（4）使用火罐时,要注意棉球不应蘸取过多乙醇,操作时小心谨慎,避免烫伤。

（5）使用火罐时应注意,如留罐时间太长导致皮肤起水疱,水疱较小时无须处理,无菌纱布轻轻覆盖在患处,防止擦破;如水疱较大,可碘伏消毒后用无菌针头挑破,再用无菌纱布包扎,以保持局部皮肤清洁,预防感染。

6. 拔罐法操作规程

表 3-34　拔罐法操作规程

项目名称	操作步骤	要点与说明
操作准备	1. 护理人员准备:仪表端庄、服装整洁,无长指甲,接触老年人前正确洗手、戴口罩	
	2. 环境准备:关闭门窗或屏风遮挡、室内温湿度适宜	
	3. 老年人准备:舒适体位,暴露拔罐部位	
	4. 物品准备:火罐、止血钳、棉球、95%乙醇、棉签、火柴（或打火机）、治疗盘、凡士林	●拔罐前需检查罐口是否平整
操作过程	1. 护理人员与老年人做好沟通,解释来访目的,征得老年人同意,并消除紧张情绪,取得配合后,方可实施操作	●耐心解释,取得配合
	2. 关闭门窗,调节室内温湿度,必要时遮挡	●避免着凉,注意隐私保护
	3. 安置体位:协助老年人取合适体位	
	4. 核对穴位,护理人员用止血钳夹住95%乙醇棉球,点燃后在火罐内转动1~2圈,迅速将罐口扣在穴位上	●确认火罐是否吸紧
	5. 拔罐方法	
	（1）闪罐法:将火罐拔在穴位上后迅速取下,反复操作,以皮肤潮红为度	
	（2）留罐法:拔罐后将火罐留置 10~15 min。在此过程中,要注意随时检查火罐吸附的情况,避免吸附过紧或火罐掉落	

续表 3-34

项目名称	操作步骤	要点与说明
操作过程	（3）走罐法：在老年人皮肤上涂抹适量凡士林,将火罐拔在穴位后,护理人员一手握住罐底,在穴位附近推拉移动	
	6.起罐方法：护理人员一手拿住火罐,另一手将火罐口边缘的皮肤向下按,待空气进入罐后,即可将火罐取下	●不可强力拔除,以免损伤老年人皮肤
	7.拔罐过程中随时询问老年人有无不适,并密切关注,以取得反馈	●若老年人出现头晕、胸闷、恶心、呕吐、面色苍白、四肢厥冷、呼吸急促等情况,应立即起罐,报告医生
	8.协助老年人取舒适卧位,整理床单位	●老年人舒适、床单位整洁
	9.整理用物,洗手、记录	●减少致病菌传播 ●记录拔罐后老年人的情况
终末评价	1.操作有序、方法正确	
	2.保护老年人隐私、注意保暖	
	3.关心老年人、动作轻柔、拔罐时注意观察老年人的反应,做好沟通,使老年人身心愉悦	

任务六十四 刮痧法

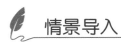 情景导入

情景描述:陈爷爷,70 岁,发热 3 天,头痛,恶寒,咽痛,服用退烧药效果不佳,经查体温 39.2 ℃,面色红,心肺热,脉洪大,舌红,苔白。请护理人员根据陈爷爷情况完成刮痧治疗。

请思考:

1. 如何给老年人进行刮痧?

2. 刮痧时应注意什么?

1. 目的

(1)通过刮痧疗法的清热解毒、扶正祛邪的作用,帮助老年人尽快康复。

(2)通过刮痧法刺激机体经络穴位,达到疏通经络,增强脏腑功能,起到防病保健的作用。

2. 评估老年人情况及观察要点

(1)评估老年人的精神状态、自理能力、合作程度。

(2)观察老年人刮痧部位的皮肤状况:是否有病变或者瘢痕等。

(3)评估环境温湿度,安静舒适,光线充足,必要时屏风遮挡。

3. 操作要点

(1)老年人体位:根据刮痧部位不同,选择合适体位。

（2）动作轻稳、操作熟练,安全意识强。

4. 指导要点

（1）告知老年人刮痧的目的、方法和配合要点。

（2）告知老年人采取合适体位。

5. 注意事项

（1）注意刮痧介质的选择。常用的介质有水剂,如温开水或凉开水,植物油,刮痧油,含血竭、白芷、红花、麝香、穿山甲等药物成分的活血剂,也可以使用石蜡油、滑石粉、凡士林等,但患有某些基础疾病的老年人应慎用活血剂。

（2）依据辨证结果,采取正确的补泻方法。按压力度小,速度慢,刺激时间较长,顺经络方向刮拭,出痧数量少,为补法,适用于老年人、体弱、久病、重病、虚证的人。按压力度大,速度快,刺激时间较短,逆经络方向刮拭,出痧点多为泻法,适用于青壮年、新病、急病、实证的老年人。平补平泻法介于补法和泻法之间。

（3）刮痧力度应适中,不必强求出痧,以免造成老年人不适。

（4）形体过于消瘦者,乳房、五官孔窍、骨折等部位不宜用刮痧疗法,患有凝血功能障碍性疾病、恶性肿瘤的老年人禁止刮痧。

（5）刮痧过程中,应密切观察老年人的病情,如出现胸闷、面色苍白、冷汗不止等明显不适症状,立即停止刮痧,给予对症处理。

（6）注意两次刮痧之间的间隔时间,应以痧痕消退为准,不宜过频,一般应间隔3~6天。

（7）刮痧部位出现微痒感、痛感、蚁行感均为正常现象。

6. 刮痧法操作规程

表 3-35　刮痧法操作规程

项目名称	操作步骤	要点与说明
操作准备	1. 护理人员准备:仪表端庄、服装整洁,无长指甲、接触老年人前正确洗手、戴口罩	
	2. 环境准备:关闭门窗或屏风遮挡、室内温湿度适宜	
	3. 老年人准备:保持舒适体位,暴露刮痧部位	
	4. 物品准备:刮痧板、治疗盘、手消液、治疗巾、屏风、浴巾、介质(清水)	●评估老年人情况,选择合适的介质,以病例陈爷爷为例选择清水
操作过程	1. 护理人员与老年人做好沟通,取得配合	●耐心解释,取得配合
	2. 关闭门窗,调节室内温湿度,必要时遮挡	●避免着凉,注意隐私保护
	3. 评估老年人皮肤情况及合作程度,检查刮痧板边缘是否齐整,环境是否符合要求	●避免划伤皮肤
	4. 安置体位:协助老年人选取正确体位,使老年人保持体位舒适,暴露刮痧部位并注意保暖,征求老年人同意后方可开始操作	
	5. 涂抹介质后,护理人员一般右手持刮痧板,刮痧角度保持在 45°～90°,在穴位上进行单向刮拭。一般每个部位刮拭 20～30 次。刮痧部位的先后顺序依穴位分布从上至下、由内至外,顺次刮拭	●用镊子夹取棉球蘸取介质涂抹在老年人皮肤上,或用刮痧板蘸取润滑剂

续表 3-35

项目名称	操作步骤	要点与说明
操作过程	6. 刮拭时力度应均匀、柔和,以老年人可以忍受为度,不可暴力刮拭,不强求出痧	●注意局部皮肤颜色,调节手法力度
	7. 治疗时间一般在 20 min,或根据病情和老年人承受程度酌情缩短或延长	●5~7 天后或痧痕消退后可再次刮痧,通常 4~5 次为 1 疗程,两疗程间隔 10~14 天
	8. 刮痧过程中随时询问老年人有无不适,并密切关注,以取得反馈	●若老年人出现头晕、胸闷、恶心、呕吐、面色苍白、四肢厥冷、呼吸急促等情况,应立即停止操作,报告医生
	9. 操作结束后,清洁局部皮肤,协助老年人穿衣,安置舒适卧位,告知老年人避风寒,饮适量温开水	●叮嘱老年人及家属 15 min 内不可外出,30 min 内不可洗澡
	10. 协助老年人取舒适卧位,整理床单位	●老年人舒适、床单位整洁
	11. 清理用物,刮痧板消毒备用	●牛角刮痧板用消毒湿巾进行擦拭或使用 90 ℃热力消毒 10 min
	12. 整理用物,洗手	●减少致病菌传播
终末评价	1. 操作有序、方法正确	
	2. 保护老年人隐私、注意保暖	
	3. 关心老年人、动作轻柔、刮痧时注意观察老年人的反应,做好沟通,使老年人身心愉悦	

（王华一　张佩琛　邓爱民）

任务六十五　足疗法

情景导入

情景描述:李爷爷,81岁。近年来,经常因劳累而诱发腰部疼痛,不能直立,休息1小时后自行缓解。现需通过足疗调整脏腑功能,达到健身防病、延年益寿的目的。

请思考:

1. 常用足部反射区有哪些? 怎么定位?

2. 给老年人实施足疗时注意事项有哪些?

1. 目的

通过足疗手法操作,帮助老年人放松身心、起到养生保健的作用。

2. 评估老年人情况及观察要点

(1)评估老年人的身体状况、心理状态、配合程度。

(2)观察老年人对手法及疼痛的耐受情况。

(3)评估环境,注意温度、安全。

3. 操作要点

(1)老年人体位:仰卧位。

(2)手法轻稳、力度适中、顺序正确。

(3)水温 40 ℃ ~45 ℃,冬季注意保暖。

4. 指导要点

（1）告知老年人足疗的目的、方法和配合要点。

（2）告知老年人采取仰卧位，操作中有不适时要及时告知。

（3）手法操作完毕后要及时用毛巾擦干，穿上袜子，注意足部保暖。

5. 注意事项

（1）注意调节水温保持在 40 ℃～45 ℃、室温保持在 20 ℃左右，注意保暖，动作轻柔，以免着凉。

（2）手法操作过程中，注意顺序、力度、时间、操作前准备、操作后处理。

（3）足疗禁忌证：急性传染病、局部感染、溃烂、出血性疾病、经期及妊娠期、肺结核活动期、急性心肌梗死、脑血管病变不稳定期、严重肾衰及心衰、肝坏死等危重疾病。

（4）足部感觉迟钝的处理：可用 40 ℃～45 ℃热水加适量食盐浸泡双足 30 min，可增加痛觉敏感度，提高疗效。

6. 足疗法操作规程

表 3-36　足疗法操作规程

项目名称	操作步骤	要点与说明
操作准备	1. 护理人员准备：着装整洁、修剪指甲、去掉首饰，洗手、戴口罩	
	2. 环境准备：关闭门窗或屏风遮挡、室内温湿度适宜	
	3. 老年人准备：去除袜子，充分暴露足、踝	

续表 3-36

项目名称	操作步骤	要点与说明
操作准备	4.物品准备:中毛巾两条、小毛巾两条、按摩床1张、足疗棒两支、按摩介质1瓶、腰部支撑较好的椅子1把、足浴盆1个	●水温适宜(40 ℃ ~ 45 ℃),不可过高以免烫伤,亦不可过低失去效果
操作过程	1.护理人员与老年人做好沟通,取得配合	●耐心解释,取得配合
	2.关闭门窗,调节室内温度,必要时遮挡	●避免着凉,注意隐私保护
	3.洗手,清洗老年人足部,修剪趾甲	●清洗部分要高于踝关节
	4.安置体位:协助老年人仰卧于按摩床上,护理人员坐于高度适宜的凳子上,以双手接触足部、手法操作自如为宜	
	5.在全足涂抹介质,涂抹要均匀,不得有遗漏	●常用介质:按摩膏、精油等
	6.检查足部反射区:从左足心脏反射区开始,检查肾上腺、肾、输尿管、膀胱反射区,再依照足底、足内侧、足外侧、足背的顺序将足部所有反射区检查一遍。按相同顺序检查右足,力度以肾上腺、肾、腹腔神经丛三个反射区的平均耐受力度为宜(反射区定位见图3-1)	●注意力度从轻到重,找准平均力度,耐受为度 ●如在心脏反射区已感疼痛难忍,应立即停止,并改用无痛检查(详见下文)

续表 3-36

项目名称	操作步骤	要点与说明
操作过程	7. 按照反射区检查结果,辨证施术,刺激重点反射区。顺序为基本反射区、主要反射区、相关反射区、基本反射区(本案例中李爷爷,选择主要刺激肾上腺、腰椎、脊椎、背腰经线、骶椎、臀部、甲状旁腺等)	●辨证要准确,选择反射区适合老年人现况 ● 注意观察老年人反应
操作过程	8. 清洁足部,及时擦干,穿好鞋袜,注意保暖	
操作过程	9. 操作后,为老年人准备 300～500 mL 温开水	●饮水是为了清除体内废物并排除毒素
终末评价	1. 操作有序、方法正确	
终末评价	2. 保护老年人隐私、注意保暖	
终末评价	3. 关心老年人、动作轻柔、操作时注意观察老年人的反应,做好沟通,使老年人身心愉悦	

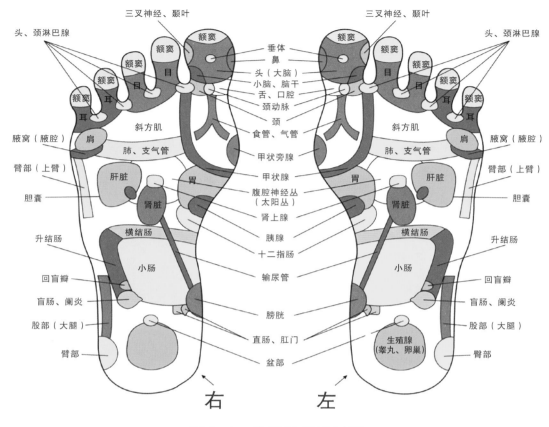

图 3-1　常用足部反射区

　　无痛检查:护理人员用一手或双手拇指,或手的其他部位,轻缓地触摸老年人双足的每一个反射区,根据反射原理,可触摸到颗粒状或块状结节,或条索,或有气泡感、流水感,可有足型及皮肤颜色的变化等。

　　基本反射区:肾、输尿管、膀胱。

　　主要反射区:产生不适症状或疾病的器官或系统在足部相对应的(同名)反射区。

　　相关反射区:选用与不适症状或疾病有密切关系的反射区。

任务六十六 保健推拿

情景导入

情景描述:韩爷爷,69岁。近半月来经常感到腹痛、食欲缺乏,睡眠不稳,常自梦中惊醒。舌淡苔白,脉沉细。现需通过保健推拿的方式达到健脾开胃、温阳止痛的目的。

请思考:

1. 适用的推拿手法有哪些?

2. 保健推拿手法中补、泻如何实现?

1. 目的

通过保健推拿手法操作,达到温阳止痛、健脾开胃、平衡阴阳的作用。

2. 评估老年人情况及观察要点

(1)评估老年人的精神状态、自理能力、合作程度。

(2)观察老年人对手法及疼痛的耐受程度。

(3)评估环境温度,必要时屏风遮挡。

3. 操作要点

(1)点穴准确,选用手法适宜。

(2)体位选择适宜,利于老年人肌肉放松。

(3)按摩介质选择适宜,注意保暖。

4. 指导要点

（1）告知老年人保健推拿手法的功效。

（2）告知老年人手法操作时会产生的自然反应,如局部发热、酸胀。

（3）引导老年人放松肌肉,避免手法损伤。

5. 注意事项

（1）注意环境保暖,动作轻柔,顺序正确,手法适宜。

（2）操作时,手法先轻后重再轻,力度适当,防止损伤皮肤。

（3）过饱或过饥者不宜按摩,容易引发胃肠道不适。

（4）若推拿按摩过程中老年人突然出现头晕、恶心、面色苍白、出虚汗、脉搏加快等症状,可让其平卧在床,头部略低,再掐人中、十宣,按揉印堂、内关、足三里、点大椎等穴处理。必要时联系医院急诊部门救治。

6. 保健推拿操作规程

表 3-37　保健推拿操作规程

项目名称	操作步骤	要点与说明
操作准备	1. 护理人员准备:着装整洁、修剪指甲、去掉首饰,洗手、戴口罩	
	2. 环境准备:关闭门窗或屏风遮挡、室内温湿度适宜	
	3. 老年人准备:去除外衣、身心放松、对保健按摩有一定的了解,愿意配合	
	4. 物品准备:按摩巾 1 条,按摩介质 1 瓶,等等	

续表 3-37

项目名称	操作步骤	要点与说明
操作过程	1. 护理人员与老年人做好沟通,取得配合	●耐心解释,取得配合
	2. 关闭门窗,调节室内温度,必要时遮挡	●避免着凉,注意隐私保护
	3. 护理人员清洁手部,按端坐位、仰卧位、俯卧位的顺序开展手法操作(见附录1)	●顺序要正确 ●注意正确使用按摩巾
	4. 具体操作部位顺序:头颈部→头面部→胸腹部→下肢前部→上背部→背腰骶部→下肢后部→足部,每个部位点按3~5个重点穴位(见附录2、附录3)	●注意选穴要准确
	5. 手法结束后,可让老年人平卧休息5~10 min,再行离开	●注意休息时的保暖
终末评价	1. 操作有序、方法正确	
	2. 保护老年人隐私、注意保暖	
	3. 关心老年人、动作轻柔、按摩时注意观察老年人的反应,做好沟通,使老年人身心愉悦	

（张佩琛　王华一　唐晓旭）

第四章
老年人临终护理技术

生老病死是人生经历的自然发展过程,死亡是一种不可避免的客观存在,每个人都无法抗拒。临终是生命过程的最后阶段,老年人在临终时会有各种躯体症状表现和特定的心理特征。护理人员帮助临终老年人减轻痛苦,提高生存质量;引导老年人勇于面对死亡,帮助临终老年人舒适、安详、有尊严并无遗憾地度过人生的最后时期;给予家属心理、社会及精神上的支持和安慰,使其保持良好的身心健康。

第一节 临终老年人的常见症状及护理

情景导入

情景描述:张爷爷,85岁,吸烟30余年,1年前发现肺癌晚期并多处转移,身高179cm,体重51kg,测量生命体征为 T:36.1 ℃;R:28 次/分;BP:90/70 mmHg。现老年人神志模糊、拒绝进食、呻吟、痛苦面容、有痰鸣音、四肢湿冷、烦躁不安。

请思考：

1.请问该老年人存在哪些躯体健康问题？

2.请制定促进老年人身体舒适的照护方案。

一、概述

临终：即濒死，指由于疾病或者严重创伤而造成主要器官功能衰竭，或者老年人生理机能逐渐衰退，生命活动即将终结的一种状态。

安宁疗护：又称临终关怀，是指对于生命时间有限（6个月或者更少）的老年人进行适当的治疗与照护，以减轻症状、解除痛苦、缓和情绪、提高老年人生活质量为目的，同时为老年人家属提供精神支持。安宁疗护不追求猛烈的、无意义的治疗，而是帮助老年人安宁舒适地走完人生最后的旅程。

安宁疗护是社会文明的标志。每一个人都希望生得顺利、死得安详，从迎接新生命到合上人生历程的最后一页，能画上一个完美的句号。安宁疗护通过对老年人实施整体照护，用科学的心理关怀方法、细心体贴的照护手段以及姑息、支持疗法，最大限度地帮助老年人减轻躯体和精神上的痛苦，提高生命质量，让老年人在死亡时获得安宁、平静、舒适，让家属在老年人死亡后不留下遗憾，体现了对生命的敬畏和人格的尊重。

二、临终老年人的常见症状

1. 疼痛

疼痛是临终老年人最常见的症状之一,尤其是癌症晚期的老年人。疼痛会让老年人感到不适,引起或加重老年人的焦虑、抑郁、乏力、失眠、食欲减退等症状,严重者影响老年人日常活动、自理、社交及生存质量。

进行疼痛评估是合理、有效为老年人进行止痛的前提。护理人员应主动询问临终老年人有无疼痛并记录,同时对老年人的疼痛程度进行评估。常用的疼痛评估方法:文字描述评分法(VDS)、数字评分法(NRS)、面部表情量表法等。

文字描述评分法(VDS):把一条直线分成 5 等份,0 = 无痛,1 = 微痛,2 = 中度疼痛,3 = 重度疼痛,4 = 剧痛。请老年人按照自身疼痛的程度选择合适的描述。如图 4-1 所示。

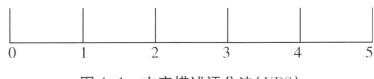

图 4-1　文字描述评分法(VDS)

数字评分法(NRS):在一条直线上分段,用数字 0~10 替代文字描述疼痛的程度。0 表示无痛,10 分表示剧痛,中间次序表示疼痛的程度,请老年人自己评分。如图 4-2 所示。

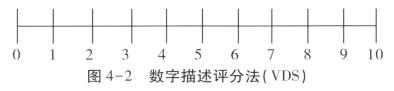

图 4-2　数字描述评分法(VDS)

面部表情量表法:由 6 个面部表情来表达疼痛程度,从微笑(代表不痛)到最后痛苦的哭泣(代表无法忍受的疼痛)。如图 4-3 所示。

无痛　少量疼痛　轻度疼痛　中度疼痛　重度疼痛　极度疼痛

图 4-3　面部表情量表法

2.呼吸困难

生命终末期,老年人肺功能衰竭,或因呼吸道阻塞,肺通气和换气功能障碍,不能进行有效的气体交换。表现为呼吸频率和节律的改变,呼吸变快或变慢,呼吸深度变深或变浅,出现潮式呼吸、间断呼吸、叹气样呼吸等,最终停止呼吸。

(1)潮式呼吸:又称为陈-施呼吸。其特点是呼吸由浅慢逐渐变为深快,然后再由深快逐渐变为浅慢,经过一段时间的呼吸暂停(5~20 s)后,又开始重复如上变化的周期性呼吸,其状态就如潮水起伏。如图 4-4 所示。

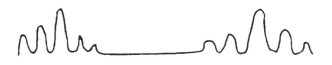

图 4-4　潮式呼吸

(2)间断呼吸:又称比奥呼吸。其特点是有规律地呼吸几次后,突然出现呼吸停止,间隔一个短时期后又开始呼吸,如此反复交替,即呼吸和呼吸暂停现象交替出现。如图 4-5 所示。

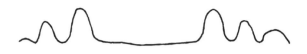

图 4-5　间断呼吸

（3）叹气样呼吸：其特点是在一段浅快的呼吸节律中插入一次深大的呼吸，并伴有叹息声。

3.进食困难

临终老年人因为吞咽功能减弱，胃肠道蠕动减慢，消化吸收能力下降，不愿意进食，进食后也难以消化。表现为食欲缺乏、恶心、呕吐、腹胀、便秘等。

4.肌肉无力

临终老年人由于新陈代谢减弱，肌肉收缩力下降，表现为全身软弱无力、大小便失禁、吞咽困难，无法维持良好、舒适的功能体位。

5.大小便失禁

临终老年人由于肛门及膀胱括约肌松弛，可能出现大小便失禁。

6.感知觉功能减弱

临终老年人感知功能减弱、睡眠功能紊乱，表现为神志淡漠，不愿意与人沟通或者难以与人进行有效沟通。可能出现进行性意识障碍、嗜睡、昏睡、昏迷。

7.皮肤湿冷

临终老年人因血液循环变慢、新陈代谢减弱，全身皮肤苍白湿冷，肌肉无光泽、暗淡、松软无弹性或有盗汗现象，口唇、指甲呈灰白色或青紫色，皮肤可能出现瘀血斑点。

三、临终老年人的护理措施

1. 缓解疼痛

对老年人的疼痛进行评估,采用药物镇痛和非药物镇痛相结合的方式缓解老年人的疼痛。药物镇痛时,严格执行给药流程,根据医嘱按时将药物送到老年人床前,协助老年人服下,服药后及时记录,密切关注服药后老年人的情况,将用药效果及不良反应及时反馈给医生。

2. 改善呼吸困难

(1)房间内定期消毒,每天开窗通风2次,保持室内空气新鲜。

(2)根据医嘱给予老年人氧气吸入,并观察老年人的用氧效果。

(3)至少每2h为老年人翻身一次,必要时叩背排痰。叩背时,手握成空杯状、由下向上、由外向内、叩击背部(注意避开肩胛骨、脊椎、肾区),并指导老年人有效咳嗽,促进痰液咳出。必要时遵医嘱给予雾化吸入以稀释痰液,促进痰液排出。若以上方法均无效,可采取吸痰法,以清除呼吸道分泌物,保持呼吸道通畅,改善肺通气,促进呼吸功能,缓解呼吸困难。

3. 协助老年人进食

应鼓励老年人少食多餐,准备易消化、易吞咽的软质或半流质饮食,同时注意营养均衡、荤素搭配合理;如果老年人存在吞咽困难或者拒绝进食时,可根据医嘱给予鼻饲,保证老年人的营养需求。

4. 协助老年人取舒适卧位,并维持其功能体位

(1)卧床姿势应尽量符合人体力学的要求,扩大支撑面、降低重心,使体重平均分布于身体的负重部位,关节维持在功能位置,在身体空隙部位垫以软枕或靠垫等,以促进老年人全身放松。

(2)至少每2h变换一次体位,并加强受压部位皮肤的护理,预防压疮的发生。

(3)老年人身体各部位每天均应活动,防止肌肉挛缩和关节僵硬,并适当按摩全身肌肉,促进血液循环,做关节的被动运动,防止出现废用综合征。废用综合征是指由于机体不能活动的状态而产生的继发障碍;例如老年人长期卧床且不做主动被动关节运动,就会造成关节僵硬,影响关节的正常功能。

5. 协助老年人减轻感知觉改变导致的不适

(1)临终老年人可能会出现视力下降,应保持房间光线充足且柔和不刺眼,以减轻视物模糊引起老年人的焦虑和恐惧。

(2)临终老年人眼部、口腔分泌物增多,应及时清洁。

(3)听觉是老年人最后消失的感觉,因此应跟老年人多交流,适当触摸,运用肢体语言让老年人有安全感,并注意不和家属和医务人员在老年人身边小声说话,以免引起老年人的误会与不安。

6. 协助老年人清洁身体,促进身体舒适

临终老年人因血液循环变慢、新陈代谢减弱,全身皮肤苍白湿冷,应注意保持老年人身体清洁,每天为其进行床上擦浴并及时更

换衣服、床单、被套、枕套、护理垫,保持身体清洁干爽,床单位整洁舒适。在擦浴以及更换床单位用品时,注意老年人的安全,注意保护隐私,注意保暖。

第二节　临终老年人的心理特征及疏导

情景导入

情景描述:王爷爷,78 岁,慢性阻塞性肺气肿、高血压、冠心病、糖尿病 20 余年,最近病情加重,医疗救治效果不佳,老年人想要去不同的医院寻求治疗。近几日经常生气、愤怒,不配合护理人员,经常跟家属吵架。

请思考:

1. 老年人经历了哪几期心理变化过程?

2. 针对老年人不同时期的心理特征,如何为老年人提供心理护理?

一、临终老年人的心理特征

老年人临终前的心理反应因人而异,取决于个人的性格特点、人生经历、家庭背景、宗教信仰、教育文化及传统观念,也受老年人临终前体验到的痛苦程度、家人朋友和身边的人对其关心照护程度及个人生活满意度等的影响。

当老年人没有直面死亡时,常表现为"不怕死",主要原因是受中国传统思想的影响,不少年事已高的老年人"乐天知命",把能够寿终正寝作为最大的心愿。但一旦面对死亡时,又会普遍存在恐惧情绪。临终老年人大多要经历否认期、愤怒期、协议期、忧郁期、接受期的心理变化过程,这些时期反复甚至交叉重叠出现,因此老年人的心理较为复杂,需要仔细聆听、认真感受,为老年人提供恰当的心灵慰藉。

1. 否认期

当老年人得知自己即将面临死亡,会拒绝接受事实,怀着侥幸的心理四处求医以期待推翻诊断。老年人会认为现在医疗技术如此发达,如果家属或者医生竭尽全力救治,自己配合治疗,生命应该可以继续,这时候的老年人往往期待或者要求去更好的医院进行治疗与护理。这种反应是一种心理防御机制,是为了暂时的逃避,有更多的时间来调整自己面对死亡。否认期持续时间因人而异,大部分老年人能很快度过,也有些老年人持续否认直至死亡。

2. 愤怒期

当否认无法持续时,老年人明确救治无望、死亡即将到来时,会出现愤怒、怨恨、焦虑等心理反应。老年人通常表现为生气、愤怒、怨恨等,而常常将愤怒的情绪向护理人员及家属等接近他的人发泄,或对医院的制度、治疗等方面表示不满,变得不合作或难以接近。

3. 协议期

当老年人愤怒的心理消失后,开始接受临终的事实。老年人变得冷静,进入既绝望又希望出现奇迹的矛盾心理。为了延长生命,有些老年人将许愿或做善事作为交换条件;有些老年人对以前做过的错事表示忏悔。此期老年人变得和善,对自己的病情抱有希望,愿意配合治疗。实际上,此期的心理反应是一种延缓死亡的乞求,是人的生命本能和生存欲望的体现。

4. 忧郁期

老年人已经充分意识到自己无法阻止死亡来临,会产生强烈的失落感,通常表现为情绪低落、郁郁寡欢、悲伤、沉默,甚至会有轻生的想法,希望早日摆脱痛苦,减轻家属的负担。此期老年人会希望与亲朋好友见面,希望家人和朋友能够陪伴照顾。

5. 接受期

接受期是临终的最后阶段,此时老年人对死亡已有所准备,变得平静、安详、情感减退,对外界反应冷漠。开始接受即将面临死亡的事实,老年人表情淡漠、喜欢独处,常处于嗜睡状态,平静等待死亡的来临。

二、临终老年人的心理疏导

作为护理人员,应帮助老年人树立正确的死亡观,努力减轻和消除老年人的恐惧心理,了解老年人临终前的心愿,倾听老年人的心事,尽量满足老年人的要求,能运用语言和肢体语言对临终老年人表达明确、积极、温馨的关怀。

安慰临终老年人的方法有①倾听:与老年人交谈时,认真倾听老年人所表达的内容,谈话过程中表示理解、支持与认同,鼓励老年人诉说,尽力化解老年人的消极情绪。②陪伴:经常出现在老年人视线中,让老年人感受到时刻有人陪伴。③关怀:用鼓励关怀的语言和肢体语言增加老年人与疾病作斗争的信心和力量。

表达对老年人关怀的肢体语言有①眼神:与老年人沟通时应目视老年人眼睛,保持眼神柔和。②微笑:护理人员的微笑会让老年人产生愉快和安全的感觉。③触摸:当老年人情绪失控和不稳定时,护理人员可适当地触摸老年人,但是注意不要触摸老年人的头部。

此外,针对临终老年人的心理变化的不同时期,给予心理疏导。

1. 否认期

(1)护理人员应具有真诚的态度,既不要轻易揭露老年人的防卫机制,也不要欺骗老年人。应给予关心和支持,维持其适当的希望,耐心倾听老年人的诉说,坦诚地回答老年人的询问,并注意与其他护理人员和家属的言语保持一致性。

(2)经常陪伴在老年人身边,注意运用肢体语言,利用倾听技巧,尽量满足老年人的心理需求,让老年人时刻感受到护理人员及家属的关怀,感觉他并没有被抛弃。

（3）护理人员要注意运用语言沟通技巧,在与老年人沟通时,耐心倾听老年人的诉说,在交谈的过程中注意因势利导,循循善诱,正确实施死亡教育,使其逐步面对现实。

2. 愤怒期

（1）护理人员应认识到老年人发怒是发自内心的恐惧与绝望,不应该回避。要尽量为老年人提供发泄内心情感的环境,表达其愤怒情绪,以宣泄内心的不快,护理人员应充分理解老年人的痛苦,加以心理疏导和安慰。

（2）密切观察老年人的情绪,认真倾听老年人的内心感受,允许老年人发怒、抱怨,同时注意预防意外事件的发生。

（3）做好老年人家属的思想工作,给予老年人同情、理解、宽容和关爱。

3. 协议期

（1）护理人员应当主动给予老年人适当的指导和关心,加强护理,尽可能满足老年人的需求,使其更好地配合治疗,以控制症状、减轻痛苦,并加强安全防护。

（2）护理人员不一定能观察到老年人的协议行为,但在交谈中,应鼓励老年人说出内心的感受。对老年人提出的合理要求,应尽量满足。尊重老年人的信仰,减轻老年人的压力。

4. 忧郁期

（1）护理人员应多给予老年人同情和照顾、鼓励和支持,使老年人增强自信心。多陪伴老年人,允许老年人以不同的方式宣泄情感,如忧伤、哭泣等。

（2）取得社会方面的支持，安排亲朋好友见面、探望，并尽量让家属多陪伴在其身旁。密切观察老年人，注意安全，预防老年人的自杀倾向。

（3）创造舒适的环境，协助和鼓励老年人保持自我形象与尊严。

5. 接受期

（1）加强生活护理，提高老年人临终前的生活质量。

（2）尊重老年人，不要过多地打扰老年人，尊重其选择，但要保持适度的陪伴和支持。尊重老年人的信仰，帮助老年人实现未完成的愿望。

（3）给予安静、舒适的环境，减少外界干扰，使老年人平静、安详、有尊严地离开人世。

第三节　临终老年人家属的心理特征及疏导

情景导入

情景描述：李爷爷，农民，75 岁，老年痴呆晚期，记忆力完全丧失，肌张力异常，大小便失禁，生活完全不能自理，最近合并严重感染，生命体征不平稳。李爷爷早年丧偶，育有一双儿女，儿女大学毕业后均在外地工作，听闻老年人时日不久，女儿在老年人房间哭泣。

请思考：

1. 临终老年人家属有哪些心理特征？

2. 护理人员应该如何安慰临终老年人家属？

一、临终老年人家属的心理特征

一般情况下,面对临终老年人时,我们往往只注意到老年人的情绪心理反应,而忽略了家属的心理状态,当老年人面临死亡威胁,照顾的对象不仅是老年人,还应包括家属,因为家属不仅仅是提供照顾的人,也是需要接受照顾的人。临终老年人家属的心理特征主要表现如下。

1. 忧伤、悲痛

当老年人家属得知亲人已经治疗无望的时候,其心情会极度悲伤。有些家属能将悲痛克制于心中,并不表露出来;也有少数家属无法克制自己的感情,常常在老年人面前痛哭流涕,影响老年人的情绪,加重老年人的病情。有些家属会有负罪感,觉得自己之前没有好好照顾老年人。

2. 委屈

当临终老年人处于愤怒期时,其家属会成为他们发泄情绪的主要对象。如果家属表现出任何对抗情绪,都会导致老年人情绪改变,甚至加速病情恶化,因此家属只能忍气吞声、委曲求全,长期处于委屈、痛苦之中。

3. 忧虑与烦恼

由于照顾临终老年人需要花费大量的时间和精力,正常的生活秩序和工作秩序被打乱,出现诸多问题,因此家属感到难以应对,出现忧虑与烦恼情绪。

4. 接受、解脱

终于接受老年人即将离开的事实，角色逐步调整，致力于在老年人生命的最后阶段，好好地陪伴老年人，尽量满足老年人的愿望，让老年人可以平静、安详地离开人世。

二、临终老年人家属的心理疏导

对临终老年人家属的心理疏导是临终关怀的重要组成部分。临终老年人家属在照顾临终老年人期间也会经历各种心理反应，加上经济的付出，都会对其生活、工作、学习及心理情绪产生很大影响，所以对临终老年人家属的照护护理，对个人、家庭乃至社会，都是十分重要和必要的。对他们给予心理疏导与护理，鼓励他们战胜心理危机，促进他们心理的健康发展，是护理人员的职责之一。

1. 满足家属照顾老年人的需要

对家属多关心、多理解，尽量满足其对临终老年人的陪伴与照顾的需求。适当为家属提供与老年人单独相处的环境和时间。

2. 鼓励家属表达感情

要积极主动与家属沟通，建立良好关系，取得家属信任。会谈时为家属提供安静、隐私的环境，家属表达自己的情感时要认真倾听，鼓励家属说出其内心的真实感受和遇到的困难，并积极解释临终老年人生理、心理变化的原因，以减少家属的疑虑。

3.指导家属参与老年人的生活照料

鼓励家属参与老年人的照护过程,应耐心指导、解释、示范有关的护理操作技术,向家属讲解治疗方案及护理措施,取得家属的配合,在其照料老年人的过程中获得心理慰藉。

4.帮助维持家庭的完整性

劝说家属在老年人面前尽量控制悲伤的情绪。在医院或养老机构环境中,协助家属安排日常的家庭活动,如共进晚餐、看电视、下棋等,以增进老年人对家庭的认知和感受,保持家庭的完整性。

5.提供对家属的生活关怀

应多关心体贴老年人的家属,帮助其安排陪伴期间的生活,充分调动老年人的社会关系,为家属分忧。尽量帮助其解决实际困难,做好后事的物资准备及心理准备。

(王晓静　豆银霞　王玲玲)

附 录

附录1 全身按摩流程

1. 受者端坐位,拿揉颈项、肩部5~8次,滚肩部5~8次,点揉棘突两侧2~3次,点揉肩井、秉风、天宗等穴各1 min,叩击肩部5~8次。

2. 受者仰卧位,推印堂至神庭、印堂至太阳各5~10次,捏眼眶,点揉印堂、太阳、攒竹、鱼腰、丝竹空、承泣、四白等穴各5~10 s,推鼻翼至颧髎、水沟至地仓3~5次,拿五经3~5次,揉耳3~5次。

3. 受者仰卧位,按压双肩5~8次,分推胸部3~5次,揉中府、期门、章门、京门各5~8次,推上脘至下脘5~8次,拿揉腹直肌3~5次,点揉天枢、气海、关元各1 min,全掌揉、摩腹,顺时针、逆时针各1~2 min。

4. 受者仰卧位,沿上肢内、外侧由上向下直推5~8次,拿揉上肢 5~8 次,点揉曲池、手三里、内关、合谷、劳宫等穴各 1 min,按揉腕关节 5~8 次,推揉掌心、手指 3~5 次,拔伸指关节 3~5 次,抖上肢 2~3s,摇肩、肘、腕,顺时针、逆时针各 5~8 圈。

5. 受者仰卧位,㨰下肢前、外侧 3~5 次,按揉下肢 1~2 次,拔膝眼 2~3 次,抱揉膝关节 1~2 min,按压足三里、血海、三阴交各 1 min,拨足阳明胃经 3~5 次,叩下肢 3~5 次,摇髋、膝、踝,顺时针、逆时针各 5~8 圈。

6. 受者俯卧位,分推背部 3~5 次,按揉背腰部 1~2 min,按揉足太阳膀胱经 3~5 次,㨰背腰部肌肉 2~3 min,拨揉夹脊穴 1~2 min,捏脊 3 次,点按肾俞穴 1~2 min,叩背腰部 1~2 min,擦命门、八髎各 1 min 左右,直推背腰部 3~5 次。

7. 受者俯卧位,推下肢后侧 3~5 次,按揉臀部及下肢后侧 3~5 次,㨰臀部及下肢后侧 3~5 次,点按环跳、承扶、殷门、委中、承山、昆仑、太溪各 1 min,叩臀部及下肢后侧 3~5 次,拔伸跖趾关节 1~2 次,叩足跟 3~5 次,搓足底 3~5 次。

附录2 常用推拿基本手法

1. 㨰法:以小指掌指关节背侧着力,通过前臂的旋转摆动及腕关节的屈伸活动,做连续不断地往返滚动的手法。

2. 揉法:用指面或掌面吸定于一定部位或穴位上,并带动被操作部位一起做回旋转动的手法。

3. 推法:用指、掌或肘部在体表做缓慢的单方向直线推动。

4. 擦法:指、掌紧贴一定部位做快速的直线往返摩擦的手法。

5. 摩法:用掌面或指面贴附在体表做环形摩动。

6. 搓法:用双手掌面挟住肢体一定部位,相对用力做快速的上下盘旋搓揉。

7. 抖法:以手握住肢体远端,做连续的小幅度抖动。

8. 按法:以指、掌在一定部位或穴位上逐渐用力下压、按而留之。

9. 点法:用指峰或屈指后的指间关节突起着力于一定穴位或部位,用力按压。

10. 拿法:用拇指和其余手指相对用力,以前臂发力,带动腕关节,做提拿或对称挤捏。

11. 捏法:用拇指与其余手指相对用力,捏住一定部位的皮肉,做连续捻转挤捏。

12. 捻法:用手指捏住一定部位,以掌指关节的活动为主,做快速捻转搓揉。

13. 拍法:以虚掌或拍子在体表进行拍打。

14. 击法:以指端、掌侧、拳背及特制的工具在体表有节律地击打。

15. 摇法:以两手分别固定关节的远近端或同时固定一端,以关节的近端为中心,做环转活动。

16. 叩法:用指端着力或握空拳状,以小指尺侧部分着力,在部位或穴位上,进行叩击。

17.拔伸法:用手分别固定关节的远、近端,或两手同时固定关节的一端,由助手固定另一端。沿关节的纵轴缓缓牵拉,使之间距扩大。

附录3 常用保健穴位

1.肩井:在肩上,前直乳中,当大椎与肩峰端连线的中点上。

2.秉风:在肩胛部,岗上窝中央,天宗直上,举臂有凹陷处。

3.天宗:在肩胛部,当岗下窝中央凹陷处,与第4胸椎相平。

4.印堂:前额部,当两眉头间连线与前正中线之交点处。

5.神庭:在头部,当前发际正中直上0.5寸。

6.太阳:在颞部,当眉梢与目外眦之间,向后约一横指的凹陷处。

7.攒竹:在面部,当眉头陷中,眶上切迹处。

8.鱼腰:在额部,瞳孔直上,眉毛中。

9.丝竹空:在面部,当眉梢凹陷处。

10.承泣:在面部,瞳孔直下,当眼球与眶下缘之间。

11.四白:在面部,瞳孔直下,当眶下孔凹陷处。

12.颧髎:在面部,当目外眦直下,颧骨下缘凹陷处。

13.水沟:在面部,当人中沟的上1/3与中1/3交点处。

14.地仓:在面部,口角外侧,上直对瞳孔。

15.中府:在胸外侧部,云门下1寸,平第一肋间隙处,距前正中线6寸。

16. 期门：在胸部，当乳头直下，第 6 肋间隙，前正中线旁开 4 寸。

17. 章门：在侧腹部，当第 11 肋游离端的下方。

18. 京门：在侧腰部，章门后 1.8 寸，当十二肋骨游离端的下方。

19. 上脘：在上腹部，前正中线上，当脐中上 5 寸。

20. 中脘：在上腹部，前正中线上，当脐中上 4 寸。

21. 下脘：在上腹部，前正中线上，当脐中上 2 寸。

22. 天枢：在腹中部，平脐中，距脐中 2 寸。

23. 气海：在下腹部，前正中线上，当脐中下 1.5 寸。

24. 关元：在下腹部，前正中线上，当脐中下 3 寸。

25. 曲池：在肘横纹外侧端，屈肘，当尺泽与肱骨外上髁连线中点。

26. 手三里：在前臂背面桡侧，当阳溪与曲池连线上，肘横纹下 2 寸处。

27. 内关：在前臂掌侧，当曲泽与大陵的连线上，腕横纹上 2 寸，掌长肌腱与桡侧腕屈肌腱之间。

28. 合谷：在手背，第 1、2 掌骨间，当第 2 掌骨桡侧的中点处。

29. 劳宫：在手掌心，当第 2、3 掌骨之间偏于第 3 掌骨，握拳屈指的中指尖处。

30. 膝眼：屈膝，在髌韧带两侧凹陷处。在内侧的称内膝眼，在外侧的称外膝眼。

31. 足三里：在小腿前外侧，当犊鼻下 3 寸，距胫骨前缘一横指（中指）。

32. 血海：屈膝，在大腿内侧，髌底内侧端上2寸，当股四头肌内侧头的隆起处。

33. 三阴交：在小腿内侧，当足内踝尖上3寸，胫骨内侧缘后方。

34. 夹脊穴：在背腰部，当第1胸椎至第5腰椎棘突下两侧，后正中线旁开0.5寸，一侧17穴，左右共34穴。

35. 肾俞：在腰部，当第2腰椎棘突下，旁开1.5寸。

36. 命门：在腰部，当后正中线上，第2腰椎棘突下凹陷中。

37. 八髎：在骶部，第1、2、3、4骶后孔处。

38. 环跳：在股外侧部，侧卧屈股，当股骨大转子最凸点与骶管裂孔连线的外三分与中三分交点处。

39. 承扶：在大腿后面，臀下横纹的中点。

40. 殷门：在大腿后面，当承扶与委中的连线上，承扶下6寸。

41. 委中：在腘横纹中点，当股二头肌腱与半腱肌肌腱的中间。

42. 承山：在小腿后面正中，委中与昆仑之间，当伸直小腿或足跟上提时腓肠肌肌腹下出现尖角凹陷处。

43. 昆仑：在足部外踝后方，当外踝尖与跟腱之间的凹陷处。

44. 太溪：在足内侧，内踝后方，当内踝尖与跟腱之间的凹陷处。

参考文献

[1]张连辉,邓翠珍.基础护理学[M].4版.北京:人民卫生出版社,2019.

[2]李小寒,尚少梅.基础护理学[M].6版.北京:人民卫生出版社,2017.

[3]孙建萍,张先庚.老年护理学[M].4版.北京:人民卫生出版社,2019.

[4]冯晓丽,李勇.老年照护(初级)[M].北京:中国人口出版社,2019.

[5]冯晓丽,许虹.老年照护(高级)[M].北京:中国人口出版社,2019.

[6]张波,桂莉.急危重症护理学[M].4版.北京:人民卫生出版社,2017.

[7]燕铁斌,尹安春.康复护理学[M].4版.北京:人民卫生出版社,2017.

［8］郑彩娥,李秀云.实用康复护理学［M］.2版.北京:人民卫生出版社,2018.

［9］陈佩仪,王俊杰.中医护理学基础［M］.2版.北京:人民卫生出版社,2017.

［10］孙秋华.中医护理学［M］.4版.北京:人民卫生出版社,2017.

［11］程东阳,李玲.老年护理技术［M］.北京:人民卫生出版社,2017.

［12］余平,林琳.老年照护常用技术［M］.北京:人民卫生出版社,2020.

［13］姜雪.基础护理技术操作［M］.西安:西北大学出版社,2021.

［14］史云菊,王继红,张秋君.基础护理学［M］.郑州:郑州大学出版社,2017.

［15］人力资源社会保障部教材办公室.养老护理员(基础知识)［M］.北京:中国劳动社会保障出版社,2020.

［16］人力资源社会保障部教材办公室.养老护理员(初级)［M］.北京:中国劳动社会保障出版社,2020.

［17］人力资源社会保障部教材办公室.养老护理员(中级)［M］.北京:中国劳动社会保障出版社,2020.

［18］人力资源社会保障部教材办公室.养老护理员(高级)［M］.北京:中国劳动社会保障出版社,2020.

［19］化前珍,胡秀英.老年护理学［M］.4版.北京:人民卫生出版社,2017.